エクスプレス循環器病ファイル
一歩先が見える診療のヒント

編／村川　裕二　帝京大学医学部附属溝口病院第4内科 教授

著／稲葉　秀子　帝京大学医学部附属溝口病院第4内科 講師
　　伊波　　秀　獨協医科大学病院心臓・血管内科 助教
　　上岡　　亮　岡山大学病院循環器内科
　　倉林　　学　横浜市立みなと赤十字病院循環器内科 副部長
　　篠原　徹二　大分大学医学部循環器内科・臨床検査診断学講座 助教
　　那須野尚久　獨協医科大学病院心臓・血管内科 助教
　　七里　　守　名古屋第二赤十字病院循環器内科 部長
　　細川　丈志　大崎病院東京ハートセンター循環器科／副院長
　　牧元　久樹　Universitätsklinikum Düsseldorf, Klinik für Kardiologie, Pneumologie und Angiologie, Abteilung für Rhythmologie, Oberarzt
　　村田　光繁　慶應義塾大学医学部臨床検査医学教室 専任講師
　　油布　邦夫　大分大学医学部循環器内科・臨床検査診断学講座 准教授
　　吉賀　康裕　山口大学大学院医学系研究科器官病態内科学 助教

Express Cardiovascular Disease File
Clinical Hints to Look Ahead

メディカル・サイエンス・インターナショナル

Express Cardiovascular Disease File : Clinical Hints to Look Ahead

First Edition
edited by Yuji Murakawa

© 2015 by Medical Sciences International, Ltd., Tokyo
All rights reserved.
ISBN 978-4-89592-835-9

Printed and bound in Japan

はじめに

この本の目的は「循環器の基本的知識を得ること」。
「まだ専門家ではない」けれど「循環器をマスターしたい」方が対象です。

目的に沿うように……
● 臨床に不要なことは扱わず,
● 各項目を2ページというコンパクトな量にしました。

どこに書いてあるのかは知りませんが,ゲーテの至言として「今日は忙しいので,短い手紙は書けなかった」というのがあります。
● 文献を羅列し,人の言葉を借りて,冗長な話をするのは簡単,
● 情報を煮詰めて,自分の意見を込めて,短い言葉にするのは難しい。
「短く語る」ことにエネルギーを費やしました。

この本のメリットは……
● 読み終わることができる
● 全体像がわかる
ということ。
「簡単に読めた」なら,その意図を達成できたと思います。

「いくつか記憶に残った」なら,大きな目的が果たされたと思います。知っているところは飛ばして,「新しい知識」になるところを見つけてください。

執筆の先生方には力を込めて書いていただきました。
面白く読んでいただければ幸いです。

編者

著者一覧

編
村川 裕二　　　帝京大学医学部附属溝口病院第4内科 教授

著（五十音順）

稲葉 秀子　　　帝京大学医学部附属溝口病院第4内科 講師
　　　　　　　　[14, 15, 19, 25, 26, 45, 46, 60, 111, 122章]

伊波 秀　　　　獨協医科大学病院心臓・血管内科 助教
　　　　　　　　[3, 5, 32, 33, 35, 38, 41, 42, 43, 58章]

上岡 亮　　　　岡山大学病院循環器内科
　　　　　　　　[44, 48, 55, 64, 67, 68, 71, 74, 76, 81, 88, 91, 94, 97, 123, 124章]

倉林 学　　　　横浜市立みなと赤十字病院循環器内科 副部長
　　　　　　　　[16, 21, 36, 39, 47, 54, 62, 104, 105, 107, 110章]

篠原 徹二　　　大分大学医学部循環器内科・臨床検査診断学講座 助教
　　　　　　　　[40, 53, 65, 69, 70, 72, 82, 84, 90, 92, 103章]

那須野尚久　　　獨協医科大学病院心臓・血管内科 助教
　　　　　　　　[8, 22, 31, 102, 108, 109, 112章]

七里 守　　　　名古屋第二赤十字病院循環器内科 部長
　　　　　　　　[10, 11, 12, 17, 23, 24, 59, 99, 100, 101, 106章]

細川 丈志　　　大崎病院東京ハートセンター循環器科／副院長
　　　　　　　　[4, 6, 13, 18, 20, 50, 61, 95, 96, 116, 117章]

牧元 久樹　　　Universitätsklinikum Düsseldorf, Klinik für Kardiologie, Pneumologie und Angiologie, Abteilung für Rhythmologie, Oberarzt　　[1, 66, 78, 80, 83, 119, 121, 126章]

村田 光繁　　　慶應義塾大学医学部臨床検査医学教室 専任講師
　　　　　　　　[2, 27, 28, 29, 52, 56, 57, 63, 98, 113, 115章]

油布 邦夫　　　大分大学医学部循環器内科・臨床検査診断学講座 准教授
　　　　　　　　[7, 9, 30, 34, 37, 49, 51, 114, 118章]

吉賀 康裕　　　山口大学大学院医学系研究科器官病態内科学 助教
　　　　　　　　[73, 75, 77, 79, 85, 86, 87, 89, 93, 120, 125章]

目　次

診察・診断
1. 心拍数と予後 …………………………………………………………… 2
2. 左房サイズからわかること …………………………………………… 4
3. 下大静脈径から何がわかるか？ ……………………………………… 6
4. LVEDPと肺動脈楔入圧（PCWP）および左房圧は等しいか？ …………………………………………………………………………… 8
5. 心エコーで肺動脈圧を推定するにはどうするか？ ………………… 10
6. 慢性肺高血圧症の心電図と肺動脈圧 ………………………………… 12
7. 脈波検査（ABI/PWV）は何を見ているのか？ ……………………… 14
8. 足が腫れてきたときの鑑別 …………………………………………… 16
9. 低蛋白でなぜむくむのか？ …………………………………………… 18

虚血性心疾患
10. 冠動脈疾患の狭窄度とは？　解剖学的？　機能的？ ……………… 20
11. 負荷試験で何がわかるか？ …………………………………………… 22
12. 動脈硬化の現代的な考え方 …………………………………………… 24
13. 急性冠症候群で何が起きているか？ ………………………………… 26
14. 急性冠症候群になぜ抗血小板薬をすぐ投与するのか？ …………… 28
15. 異型狭心症の人種差 …………………………………………………… 30
16. 異型狭心症でも冠動脈造影をするのか？ …………………………… 32
17. 冠攣縮性狭心症の予後は？ …………………………………………… 34
18. PCIはどこをどうするのか？ ………………………………………… 36
19. ステントの歴史 ………………………………………………………… 38
20. PCIよりもCABGを勧めるのはどういうときか？ ………………… 40
21. 陳旧性心筋梗塞の安定期に硝酸薬を続けるのは得か損か？ …………………………………………………………………………… 42
22. 虚血性心疾患の慢性期に欠かせない薬剤 …………………………… 44
23. 心筋梗塞慢性期に運動すると寿命が延びるか？ …………………… 46

24	少しのお酒は心血管系疾患のリスクを下げるというのは本当か？	48
25	高尿酸血症は動脈硬化性疾患の危険因子か？	50
26	高尿酸血症治療薬の使い方	52

心不全

27	筋小胞体の仕事は何か？	54
28	カルシウム過負荷とはどういう状態か？	56
29	拡張のことがなぜ注目されるのか？	58
30	HFpEF, HFrEFとは何か？	60
31	血管不全とは？	62
32	Stevenson/Nohriaの分類は何の役に立つか？	64
33	クリニカルシナリオ―急性心不全患者の血圧は何を意味する？	66
34	心タンポナーデを察知するには？	68
35	心不全で使うべき薬剤	70
36	ドパミンとドブタミンの差は何か？	72
37	高度の低血圧にノルアドレナリンを使うのはなぜか？	74
38	ジギタリスの立場はどうなっているのか？	76
39	心不全を呼吸管理すると何が得か？	78
40	心拍数を下げるだけでも心不全の予後は良くなるか？	80
41	心不全のβ遮断薬治療は誰が始めたか？	82
42	心不全にβ遮断薬を無難に投与するには？	84
43	メインテート®をCOPDに使ってよいか？	86
44	レニン-アンジオテンシン系抑制薬とβ遮断薬はどのくらい突然死を減らすか？	88
45	アルドステロンの新しい考え方	90
46	スピロノラクトンはいつ復活したか？	92
47	hANPを使うとき	94
48	心不全でのアミオダロンとICDの比較	96

49	大動脈内バルーンパンピングは，いつ，誰に，なぜ使うのか？	98
50	PCPSとはどんなものか？	100
51	心臓再同期療法とはどういうものか？	102

心筋・心膜疾患，弁膜症

52	肥大型心筋症と高血圧の肥大は見た目のどこが違うか？	104
53	心尖部肥大型心筋症の心電図	106
54	典型的なたこつぼ心筋症とは？	108
55	不整脈原性右室心筋症はどういう病気か？	110
56	心サルコイドーシスはどういう問題を起こすか？	112
57	感染性心内膜炎は誰に起きやすいか？	114
58	感染性心内膜炎診断の鍵は何か？	116
59	心房中隔欠損症はなぜ早めに手術したいか？	118
60	僧帽弁閉鎖不全はいつ手術を勧めるか？	120
61	大動脈弁狭窄はいつ危険になるのか？	122
62	大動脈二尖弁では何がまずいか？	124

不整脈

63	高度の洞徐脈が危険かどうかどうやって評価する？	126
64	後脱分極とは？	128
65	神経調節性失神とは何か？	130
66	植込み型ループ式心電計とは何か？	132
67	低カリウム血症も高カリウム血症も危ない理由	134
68	高カリウム血症のときにQRS幅が拡大する理由	136
69	房室ブロックの基本	138
70	右脚ブロックと左脚ブロック	140
71	二束ブロックと三束ブロック	142
72	AVNRTとAVRT	144
73	発作性上室頻拍はどうやって停止させるか？	146

74	AVNRTのカテーテルアブレーション	148
75	無症候の顕性WPW症候群は放置してよいか？	150
76	WPW症候群のカテーテルアブレーション	152
77	普通の心房粗動とは？	154
78	心房粗動とカテーテルアブレーション	156
79	初診の心房細動で行うこと	158
80	頻脈性心房細動への対応	160
81	発作性心房細動でなぜ尿意が生じるか？	162
82	発作性心房細動でも抗凝固薬は必要か？	164
83	AFFIRM試験をどう読むか？	166
84	RACE Ⅱでわかったこと	168
85	心房細動のカテーテルアブレーションはどう行われるか？	170
86	心房細動のカテーテルアブレーションで脳梗塞が減るか？	172
87	特発性心室頻拍の心電図	174
88	ベラパミル感受性心室頻拍はなぜベラパミルに感受性があるか？	176
89	心筋梗塞後の心室頻拍はどうして生じるのか？	178
90	CAST試験でわかったこと	180
91	Torsade de pointesとは何か？	182
92	先天性QT延長症候群の心電図	184
93	専門医に送るBrugada症候群，送らないBrugada型心電図	186
94	抗不整脈薬を使うリスク	188
95	DDDとVVIはどこが違うか？	190
96	恒久型ペースメーカーはどうやって植込むか？	192
97	誰にICDを植込むのか？	194

高血圧・血管疾患

- 98 食塩感受性高血圧とは？ 患者はどのくらいいるのか？ …… 196
- 99 治療抵抗性高血圧に出会ったとき，すぐに行うこと ………… 198
- 100 慢性腎臓病症例の高血圧はどう治療するか？ ………………… 200
- 101 腎不全でなぜ貧血になるのか？ ………………………………… 202
- 102 ALLHAT試験でわかったこと ………………………………… 204
- 103 血圧と心房細動の関係？ ………………………………………… 206
- 104 急性肺塞栓症で行うこと ………………………………………… 208
- 105 Dダイマーの使い方 ……………………………………………… 210
- 106 深部静脈血栓症を疑ったら ……………………………………… 212
- 107 Blue toe syndromeとは何か？ ………………………………… 214
- 108 閉塞性動脈硬化症はどう診断するか？ ………………………… 216
- 109 閉塞性動脈硬化症にはどの薬を使うのか？ …………………… 218
- 110 急性大動脈解離を疑うとき ……………………………………… 220

薬物

- 111 ジヒドロピリジン系カルシウム拮抗薬は血管を開くのに，なぜ心筋には作用が乏しいのか？ ……………………………… 222
- 112 スタチンの副作用はどのくらいの頻度で起きるか？ ………… 224
- 113 ループ利尿薬はなぜ効くのか？ ………………………………… 226
- 114 サイアザイド系利尿薬は副作用が多いか？ …………………… 228
- 115 水利尿薬トルバプタンの取り柄は何か？ ……………………… 230
- 116 ヘパリンはどうやって抗凝固作用を発揮するか？ …………… 232
- 117 HITとは何か？ …………………………………………………… 234
- 118 いろいろな抗血小板薬はどこが違う？ ………………………… 236
- 119 NSAIDsでなぜ胃潰瘍になるのか？ …………………………… 238
- 120 CHA2DS2-VAScスコアとは何か？ …………………………… 240
- 121 CHA2DS2-VAScスコアにはないが血栓塞栓症のリスクになるもの ………………………………………………………… 242

122 ワルファリンはどういう薬か？ なぜPT-INRを測るのか？
　　　……………………………………………………………… 244
123 中途半端なワルファリンが不都合なのはなぜか？………… 246
124 新しい抗凝固薬は何をしているのか？………………………… 248
125 なぜ新しい経口抗凝固薬で脳出血が少ないか？…………… 250
126 新しい抗凝固薬を人工弁患者に使えるか？………………… 252
索　引………………………………………………………………… 254

注 意

本書に記載した情報に関しては，正確を期し，一般臨床で広く受け入れられている方法を記載するよう注意を払った。しかしながら，編者・著者ならびに出版社は，本書の情報を用いた結果生じたいかなる不都合に対しても責任を負うものではない。本書の内容の特定な状況への適用に関しての責任は，医師各自のうちにある。

編者・著者ならびに出版社は，本書に記載した薬物の選択，用量については，出版時の最新の推奨，および臨床状況に基づいていることを確認するよう努力を払っている。しかし，医学は日進月歩で進んでおり，政府の規制は変わり，薬物療法や薬物反応に関する情報は常に変化している。読者は，薬物の使用にあたっては個々の薬物の添付文書を参照し，適応，用量，付加された注意・警告に関する変化を常に確認することを怠ってはならない。これは，推奨された薬物が新しいものであったり，汎用されるものではない場合に，特に重要である。

1 心拍数と予後

診察・診断

心拍数が高い生物は早死にする?
- □ 哺乳類では,心拍数が高い種ほど寿命が短い(図1-1)。この図ではヒトだけが他の哺乳類のラインから大きく外れている。
- □ 近世にヒトの寿命は2倍に延びた。江戸時代は30〜40年,原始時代は15年程度だった。これなら,ヒトの寿命も図1-1の直線上に位置している。

心拍数が高いのは原因か結果か?
- □ ヒトだけが文明の力によって心拍数の割に寿命が延びた。個々の人間でも心拍数によって寿命が異なるのだろうか?
- □ 心拍数と予後の関係についてはこれまでも多くの研究があり,心臓病の有無にかかわらず,心拍数が高ければ死亡率も高い(図1-2)。

心臓も息切れする?
- □ 心拍数が高いと酸素需要が上昇するため,高い心拍数では心筋にかかる酸

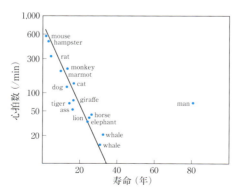

図1-1 安静時心拍数と寿命の関係(Levine HJ. Rest heart rate and life expectancy. J Am Coll Cardiol 1997:30:1104, Elsevier)

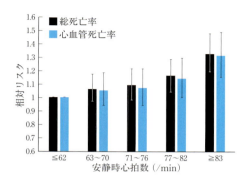

図1-2 安静時心拍数と死亡率の関係（Diaz A. Eur Heart J 2005；26：967に基づいて作成）

化ストレスが増加し，心肥大につながる。さらに，この酸化ストレスが，IL-6などの炎症性サイトカインの増加とも関連しているとされる。
□ また血管壁にかかる負担も増加し，動脈硬化を惹起する。

心拍数を抑えれば寿命が延びる？
□ こうなれば，「薬で心拍数を下げたら長生きできる」と考える人が出てくることは自然の流れだろう。
□ 現在，心不全治療の柱になっているβ遮断薬は，心不全患者の予後を改善する。ただし，β遮断薬による心拍数低下は，交感神経系抑制を介しており，予後改善作用が心拍数低下だけによるものとは断定できない。
□ I_fチャネル遮断薬のivabradineが開発された。I_fチャネルは心臓の洞結節に特異的に存在しているため，比較的純粋に心拍数のみを低下させることができる。
□ 心不全と収縮障害のある心拍数70/min以上の患者にこの薬剤を投与しプラセボと比較したSHIFT試験（Swedberg K. Lancet 2010）では，ivabradineによる予後改善効果が示された。
□ 一方，心拍数が70/min未満の患者も含んでいたBEUTIFUL試験（Fox K. Lancet 2008）では，予後改善効果が示されなかった。
□ また，2014年の心筋梗塞後の心不全のない患者を対象としたSIGNIFY試験でも，ivabradineによる有益性は証明されなかった（Fox K, N Egnl J Med 2014）。つまり，心拍数は予後改善になんらかの関係があるものの，ただ単純に低下させればよいというわけではなさそうだ。

［牧元 久樹］

2 左房サイズからわかること

診察・診断

- □ 左房は，僧帽弁膜症，心房細動などの心房不整脈，および左室拡張機能低下により拡大する．左室拡張機能障害をきたす様々な病態でみられる所見である．

左房は何をしているか？
- □ 左房は，左室収縮期には肺静脈からの血液を貯留し（reservoir），拡張期には貯留した血液を左室へ送り込む．同時に肺静脈から左室へ血液を導く導管の役割ももつ（conduit）．さらに，心房収縮によって，心房に残った血液を左室に絞り出している（booster pump）．
- □ 左房の貯留機能のおかげで，左室を無理に拡大することなしに運動時の心拍出量増加に対応できる．
- □ 左房から左室への血液流入は拡張早期急速流入期と心房収縮期に起こり，血液流入のしやすさはいずれも左房-左室圧較差に規定される（図2-1）．

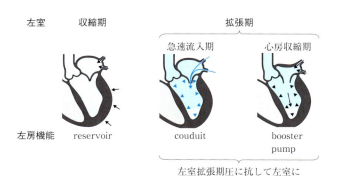

図2-1　左房機能（村田和也．左房機能とは．心エコー 2009；9：p.835 より許可を得て転載）

左房拡大の機序
- 左房圧負荷：左房壁は薄く，肥大しない．左房圧負荷には左房拡大で代償する．僧帽弁狭窄症や三心房心で左房圧負荷をきたす．
- 左房容量負荷：僧帽弁逆流症，先天性シャント疾患（心室中隔欠損症，動脈管開存症など），高心拍出状態など．
- 心房細動：通常，右房拡大も伴う．
- 左室拡張機能障害：左室拡張期圧に抗して血液は左房から左室へ流入する．左室拡張期圧は左房の後負荷と考えることができる．左室拡張機能が障害されると左室拡張期圧（充満圧）が上昇し，左房圧をより高くする必要があるため，左房に圧負荷がかかり左房は拡大する．高血圧，心筋症，アミロイドーシス，蓄積性疾患（糖原病，Fabry病など），虚血性心疾患では左室拡張機能が低下する．

左房サイズの定量化
- 左房径
  - 傍胸骨像における左房径の正常値は，男性30～40 mm，女性27～38 mm．
  - 心尖部四腔像における左房長径および短径の正常値は，長径37～58 mm，短径29～42 mm．
- 左房容積
  - 左房径と左房容積との相関は低い．左房容積は心血管イベント発生をより正確に予測すると報告されている．

臨床的意義
- 僧帽弁疾患などによる修飾がなければ，最大左房容積係数は左室拡張機能の低下に伴って増大する．左房サイズは，心筋梗塞や肥大型心筋症の予後予測因子である．
- 左房容積係数32～34 mL/m^{2}以上は，死亡・心不全・心房細動および脳梗塞の予測因子である．
- 左房は左室充満圧のわずかな上昇により拡大する．左房サイズは左室拡張機能障害の重症度と持続期間の両方を反映し，左室拡張機能障害におけるHbA1cともいえる．

［村田 光繁］

3 下大静脈径から何がわかるか？

診察・診断

- □ 心エコー図で下大静脈径を計測するには，患者を仰臥位として心窩部からプローブをやや頭側に傾け右房に連続する長軸像を描出する．下大静脈径およびその呼吸性変動から推定右房圧がわかる（表3-1，図3-1）．
- □ 下大静脈径を計測し「血管内脱水だから補液」とか，「下大静脈径が拡大し呼吸性変動も乏しいから利尿薬」など，水分バランスの指標に使う．
- □ 右房圧は中心静脈圧と等しく，下大静脈径の計測により中心静脈圧を推定できる．右房圧は右心系の血行動態を反映するが，肺循環系に異常がないなどの条件を満たせば，中心静脈圧は左房圧と有意に相関し，左心不全の治療にも有用な指標である．
- □ 急性心筋梗塞による心不全の治療指針としてForrester分類がある．急性心筋梗塞以外の心不全に用いられることも多いが，これはSwan-Ganzカテーテルを留置しなければならず，簡便ではない．また長期間の留置は感染の恐れもある．
- □ Frank-Starlingの法則によれば，心室の拡張末期容積が上昇すれば心拍出量は上昇する．心不全例では，利尿薬により容易に低拍出状態をまねき，逆に輸液はうっ血になる可能性がある（図3-2）．

表3-1 下大静脈径から推定される右房圧

下大静脈径 (cm)	sniffによる虚脱 (%)	推定右房圧（範囲）(mmHg)
≤2.1	>50	3 (0〜5)
≤2.1	<50	8 (5〜10)
>2.1	>50	8 (5〜10)
>2.1	<50	15

(Rudski LG, et al. Guidelines for the echocardiographic assessment of the right heart in adults: a report from the American Society of Echocardiography endorsed by the European Association of Echocardiography, a registered branch of the European Society of Cardiology, and the Canadian Society of Echocardiography. J Am Soc Echocardiogr 2010; 23: 685-713, Elsevier)

3 下大静脈径から何がわかるか？　7

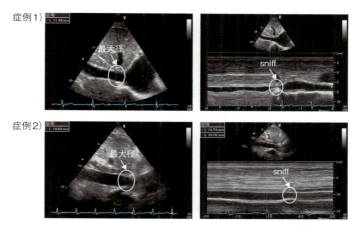

図3-1　下大静脈計測の実際。症例1）26歳，男性。正常心機能。左：下大静脈最大径。右：sniffによる呼吸性変動。本症例では最大径12mm，呼吸性変動≧50%，推定右房圧3mmHgである。症例2）63歳，女性。LVEF 31%。急性期代償性心不全のため入院。最大径19mm，呼吸性変動<50%，推定右房圧8mmHgである。

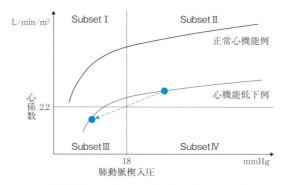

図3-2　Forresterの分類にFrank-Starling曲線を重ね合わせたもの。中心静脈圧が肺動脈楔入圧と相関すると仮定すれば，利尿薬でうっ血を解除しようとすると，矢印のように低拍出となる可能性がある。逆に，補液を行うと矢印は反対向きとなり，容易にうっ血となる可能性がある。

□　心エコーは，検者間の判断にばらつきがあり，再現性の限界もある。そうした限界を念頭におけば，心エコーによる下大静脈の評価は情報が多い。

[伊波　秀]

4 LVEDPと肺動脈楔入圧（PCWP）および左房圧は等しいか？

診察・診断

□ 左室前負荷の指標であるLVEDPは左房圧と等しく，左房圧は肺動脈楔入圧（PCWP）と等しい。したがって，PCWPを測定することにより，LVEDP，すなわち左室の前負荷を評価できるとされている……これは多くの場合正しいが，病状によっては必ずしも正しいとは限らない。

□ 実際の診療にどの程度反映されるかは別として，どのような病態でLVEDPとPCWPとが解離するか考えたい。

LVEDPとは？

□ LVEDP (left ventricular end diastolic pressure：左室拡張末期圧) とは，左室が完全に弛緩したときの左室圧である。左室の収縮が始まる直前の左室が最も充満した状態での内圧であり，前負荷の指標となる。

□ 正常範囲は5〜12mmHg。左心不全・左室肥大など左室前負荷の増大や左室のコンプライアンスが低下したときに上昇する。20mmHg以上では左室機能の障害を疑う。

□ LVEDPの測定は，左室内に挿入したカテーテルを用いて行う。透視装置を備えたカテーテル室で測定され，長時間にわたる連続的なモニターには適さない。

□ 正常心では，左房圧およびPCWPはLVEDPと等しい。しかし，心臓か肺の病変があれば，これらは必ずしも同じではない。

LVEDPとPCWP，左房圧が解離するのはどんなときか？

□ 左房圧・PCWP＞LVEDPの関係を示す代表的な疾患は，僧帽弁狭窄症である。

□ 高度の僧帽弁閉鎖不全症では，相対的な僧帽弁狭窄が生じ，PCWP・左房圧＞LVEDPとなることがある。

□ 大動脈弁閉鎖不全では，拡張期に大動脈からの逆流により左室内圧が上昇する。僧帽弁の早期閉鎖が生じ，PCWP＜LVEDPとなる。大動脈弁閉鎖不全における左室前負荷の指標には，LVEDPのほうが信頼性は高い。

- 心房は内圧を上昇させることなく，効率良く拡張終期に心室に血液を送り込むブースターポンプ機能をもつ．心房収縮による心室への「最後のひと押し」であり，左室に適切な前負荷を与える．
- 左室機能が低下しても，左房のブースターポンプが正常なら，LVEDPが上昇しても左房圧は正常に保たれる．したがって，初期の左室機能障害ではPCWP（左房圧を反映）は正常であり，PCWP＜LVEDPの関係を示す．
- 心房細動では，心房のブースターポンプ機能が失われ，心室に十分な前負荷をかけることができない．この傾向は，脈拍の上昇により顕著となる．頻拍性の心房細動では心室が「空回り」した状態となり，心拍出量は低下する．
- 左室機能障害の進行がLVEDPを大幅に上昇させると，左房のブースターポンプ機能は破綻し，左房圧・PCWPとLVEDPは等しくなる．したがって，基本的に重症心不全ではPCWPをLVEDPの代用として用いても差し支えない．
- LVEDP上昇による左房の収縮不全は，Mモードエコーの僧帽弁前尖のB-B′ stepとして知られている．

LVEDPを測定する意義は低下したか？

- 心臓カテーテル検査でLVEDPを測定し，左室造影の可否を判断することがある．LVEDP高値のときには，左室造影が肺水腫をまねくことがある．
- LVEDPは心臓カテーテル室で測定される心機能指標の1つである．現在は，このパラメータを正確に計測する意義は乏しくなった．それは継続的なモニターによる治療効果の判断に適さないことや，非侵襲的に心エコーで近似した情報を得られるようになったからである．
- 僧帽弁狭窄症では，PCWPとLVEDPの差（圧較差）が重症度の指標となる．さらに，左室およびPCWPの圧波形，心拍出量から弁口面積を算出することが可能である．
- 心臓カテーテル検査により求められた上記の諸指標は，手術適応を評価する際の参考となるが，心エコー検査でも同様の指標を評価できる．弁膜疾患全般で手術前の冠動脈疾患合併の検索には心臓カテーテルを要するが，弁膜症そのものの評価としての意義は低下している．

［細川 丈志］

5 心エコーで肺動脈圧を推定するにはどうするか?

診察・診断

- [ ] 心内圧の正常値を確認しよう(表5-1)。
- [ ] 「右房圧＝右室拡張期圧,右室収縮期圧＝肺動脈収縮期圧,肺動脈拡張期圧＝肺動脈楔入圧＝左房圧,左房圧＝左室拡張期圧」
- [ ] 連続波ドップラー法を用いれば,狭窄や弁逆流など高速血流のある部位の最大血流速度(V_{max})を求めることができる。弁口部での圧較差(ΔP)は簡易Bernoulliの定理により$4(V_{max})^2$と推定される。
- [ ] すなわち,三尖弁逆流の最大血流速度(V_{max})を連続波ドップラー法で計測すれば,簡易Bernoulliの定理により右室と右房の圧較差を推定できる。これに推定右房圧を加えれば,右室収縮期圧＝肺動脈収縮期圧を推定できる。
- [ ] 肺動脈拡張期圧は連続波ドップラーで肺動脈弁逆流の血流速波形を記録し,拡張末期血流速度から簡易Bernoulliの定理により圧較差を算出して,右房圧を加えると肺動脈拡張期圧を推定できる。また,肺血管抵抗が正常であれば,肺動脈拡張期圧は肺動脈楔入圧とほぼ等しいため,平均左房圧も推定することができる。
- [ ] 平均肺動脈圧は,肺動脈拡張期圧の推定と同様の方法で拡張早期の圧較差を算出し,右房圧を加えると平均肺動脈圧が推定できる。
- [ ] 肺動脈圧は「肺高血圧」を診断できる。かつて「三尖弁逆流から右室と右房の圧較差を算出し,それに10 mmHgを加えると推定右室収縮期圧とな

表5-1 心内圧の正常値

右房圧	1〜5 mmHg
右室圧	15〜30/1〜7 mmHg
肺動脈圧	15〜30/4〜12(9〜19)mmHg
肺動脈楔入圧	4〜12 mmHg
左室拡張末期圧	5〜12 mmHg

(新家俊郎.心機能の生理:圧・容積関係を中心に.Intensivist 2010;2:662-70より許可を得て改変)

5 心エコーで肺動脈圧を推定するにはどうするか？

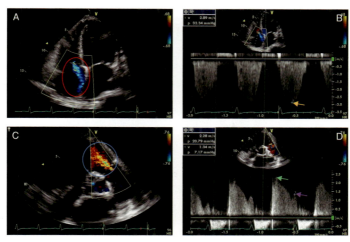

図5-1 図3-1症例2の推定肺動脈圧。A：心尖部四腔像で描出した三尖弁逆流。B：三尖弁逆流速波形。右室-右房間の圧較差を簡易Bernoulliの定理で算出すると33mmHgとなる。本症例の推定右房圧は8mmHgであることから，推定右室収縮期圧＝推定肺動脈収縮期圧は41mmHgである。C：大動脈弁短軸像で描出した肺動脈弁逆流。D：肺動脈弁逆流速波形。拡張末期の逆流速（紫矢印）から簡易Bernoulliの定理で圧較差を算出すると7mmHgとなり，推定右房圧を加えると肺動脈拡張期圧は15mmHgとなる。拡張早期の逆流速（緑矢印）から簡易Bernoulliの定理で圧較差を算出すると21mmHgとなり，推定右房圧を加えると平均肺動脈圧は29mmHgとなる。

り，40mmHg以上なら肺高血圧」と教わった。

□ 確かに，三尖弁逆流から右室収縮期圧を推定するのは簡便で広く行われている肺高血圧の評価法であるが，肺高血圧の定義は平均肺動脈圧≧25mmHgであり，可能であれば三尖弁逆流・肺動脈弁逆流の両方から肺動脈圧を評価すべきである。図5-1に肺動脈圧推定の実例を示した。

□ 注意点を付け足したい。簡易Bernoulliの定理が成立するには前提条件がある。詳細は成書に譲るが，三尖弁輪拡大が高度で弁尖が離解しているときには，簡易Bernoulliの定理は成立しない。また，三尖弁逆流が高度の場合は，急速に右房圧が上昇するため正確な血流速波形が記録できないことが多い。前述のように便宜上，右房圧を10mmHgと仮定して肺動脈圧を推定することも多いが，実際に右心カテーテル検査で右房圧を測定すると，右房圧が10mmHgまで上昇している症例は少ない。可能な限り下大静脈径から右房圧を推定し，肺動脈圧を推定すべきである。

［伊波　秀］

6 慢性肺高血圧症の心電図と肺動脈圧

診察・診断

右心系疾患と心電図
- □ 慢性の肺高血圧症は心電図に右室肥大の所見を呈する。心電図の右室肥大の診断基準はあるが，右室肥大の重症度を正確に反映するものではない。
- □ 肺塞栓症の急性期には右室肥大が完成しておらず，特異的な心電図変化に乏しいこともある。発現頻度は低いものの，$S_I Q_{III} T_{III}$がよく知られている。

慢性肺高血圧症の心電図から肺動脈圧を推定することは可能か？
- □ 肺動脈圧が高いほど，右室肥大も重症化する。前毛細管性の慢性肺高血圧症の自験例における検討では，肺動脈圧の上昇に伴い，V_5のS波増高，時計方向軸回転，右軸偏位→V_1のR波増高が経時的に認められた。
- □ 上記の所見は，多くの慢性肺高血圧症に共通するものだったが，弁膜症・左心機能障害などによる後毛細管性の二次性肺高血圧には当てはまらなかった。併発している左室の拡大・肥大などにより心電図変化が修飾されてしまうためと考えられる。
- □ 脚ブロックなどの心室内伝導異常があれば，この所見は当てはまらない。
- □ 上記の心電図変化が肺動脈圧とどのように対応しているかを知ることにより，慢性の肺高血圧症では心電図所見から肺動脈圧ならびに重症度を推定できる。

右室肥大の心電図所見は肺動脈圧とどのように対応するか？
- □ 前毛細管性慢性肺高血圧のQRS波形と肺動脈圧との関連について述べる。
- □ 慢性肺高血圧症における心電図変化と肺動脈圧との関連を検討すると，V_5のR/S比<1（V_5でR波よりS波のほうが大）では肺動脈圧（収縮期）30mmHg以上を示した。さらに病状が進行し，V_1のR/S比>1では60mmHg以上を示した。
- □ 以上の結果から，V_5のS波が増高しているが，R/S比>1（V_5でS波よりR波のほうが大）では肺動脈収縮期圧30mmHg未満，V_5のR/S比<1かつV_1のR/S比<1では30～60mmHg，V_1のR/S比>1では60mmHg以上と

6 慢性肺高血圧症の心電図と肺動脈圧

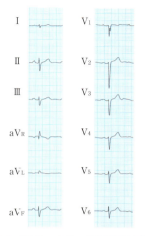

図6-1 37歳,女性。原因不明の肺高血圧症

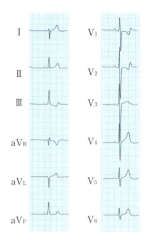

図6-2 26歳,男性。原因不明の肺高血圧症

予測できる。さらにV_1のR波増高の程度により,80 mmHg,100 mmHgなどと推測できる。

□ 図6-1は原因不明の前毛細管性慢性肺高血圧症の心電図である。見逃されがちな右室肥大だが,右軸偏位,時計方向軸回転およびV_5のS波増高から,右室肥大が疑われる。V_5のR/S比<1かつV_1のR/S比<1から,肺動脈の収縮期圧は30〜60 mmHg(V_1のR波増高が軽度なため,30〜40 mmHg程度)と推定した。肺動脈収縮期圧の実測値は34 mmHgだった。

□ 図6-2も原因不明の前毛細管性慢性肺高血圧症の心電図であり,比較的容易に右室肥大と診断可能である。V_1のR波が増高しており,V_1のR/S比<1ではあるものの,R波とS波の振幅は同程度になりつつある。肺動脈圧が高値であると予測され,V_1のR/S比が1に近いことから,(肺動脈収縮期圧は)50〜60 mmHg程度と推定した。肺動脈収縮期圧の実測値は64 mmHgであった。

□ 今回はQRS波形にのみ着目して,簡潔に前毛細管性肺高血圧症の心電図所見と肺動脈圧との関係を示したが,このような知見は経過観察だけでなく,薬剤の効果判定にも有用である。

［細川 丈志］

7 脈波検査(ABI/PWV)は何を見ているのか?

診察・診断

- □ 下肢の閉塞性動脈硬化症の圧較差は足関節上腕血圧比(ankle brachial index:ABI)で診断する。
- □ ABIは足首と上腕の血圧を測定し,その比率(足首収縮期血圧÷上腕収縮期血圧)から得られる。足首から上の動脈の狭窄が強くなるほど,ABIの値は小さくなる。
- □ 下肢の血圧は上肢の血圧よりも高い(図7-1)。健常者のABIは1を超えるが,正常値は0.9以上とされる。
- □ 0.9以下は閉塞性動脈硬化症の可能性が高い。さらに下肢の動脈エコーや下肢造影CTなどの精査を要する。高度の狭窄や閉塞は血行再建の適応となる。
- □ 上肢の収縮期血圧100 mmHg,下肢中枢側の血圧120 mmHg,狭窄より末梢の下肢血圧80 mmHgとすると,ABIは0.8となり,異常値になる。
- □ PWV(pulse wave velocity)は,19世紀初頭にその概念の嚆矢が報告されている。
- □ PWVとは,心臓から動脈に駆出された血液による拍動が末梢に伝わる速度のことである(図7-2)。壁の硬度は脈波の伝導速度に反映する。PWV上昇は動脈コンプライアンス低下を意味する。
- □ 図7-2左にbrachial-ancle PWVの算出原理を示した。右図は検査の様子

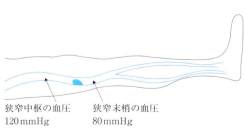

狭窄中枢の血圧 120 mmHg　狭窄末梢の血圧 80 mmHg

上肢血圧100ならばABI=80/100=0.8!

図7-1　ABIの原理

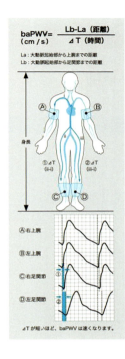

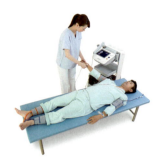

図7-2 model BP-203RPEによるbrachial-ancle PWVの自動測定（オムロンコーリン株式会社パンフレットから許可を得て転載）

である。簡易に測れるよう工夫され，距離は被験者の身長から近似式で算出される。時間は2点の脈波の立ち上がりの時間差から求めている。

☐ ABIのように決まった正常値はなく，被験者の年齢により正常値も異なる。

［油布　邦夫］

8 足が腫れてきたときの鑑別

診察・診断

浮腫の病態
- □ 腫れは足の組織間質への過剰な体液の貯留によって生じる．組織間質に体液が貯留する原因は，毛細血管静水圧の上昇，膠質浸透圧の低下，血管透過性の亢進の3つ．
- □ 静脈圧の上昇から毛細血管静水圧の上昇が起こり，水が血管内から間質に押し出されて浮腫となる．うっ血性心不全，肺性心，腎不全（ネフローゼを含む），肝硬変，深部静脈血栓症，特発性浮腫，妊娠でみられる．
- □ 血管壁は半透膜であり，電解質や水分は自由に通過できる．蛋白は自由に通過できず，血漿蛋白は血管内の浸透圧物質となる．これが膠質浸透圧で，ほぼアルブミンによるため，低アルブミン血症により血管内の膠質浸透圧が低下すると，血管内に水分が保持できず浮腫となる．栄養障害，肝硬変，ネフローゼ症候群で生じる．
- □ 血管透過性の亢進は炎症やアレルギーにより，水分やアルブミンが血管外へ漏出し浮腫をきたす．

腫れは両側性か，片側性か？
- □ 片側性の腫れは局所性の疾患に由来する．静脈やリンパ管の閉塞によるものは閉塞部位の末梢側に出現し，炎症性疾患による浮腫は炎症局所に生じる．
- □ 両側性の浮腫は全身性の原因によることが多く，重力のかかる方向に浮腫が強く出現する．

静水圧が上昇しているか否か？
- □ 静水圧は血管内過容量により上昇する．血管内容量が上昇しているかを把握することで，浮腫の鑑別と治療戦略を立てられる．
- □ ネフローゼ症候群や，低栄養，肝硬変では，大量の水分が体内に貯留してはいるが，血管内容量は低下しており，血管内脱水になっている．
- □ 血管内容量は，頸静脈圧の測定，エコーによる下大静脈の計測，呼吸性変

動で評価が可能である．下大静脈径≧21 mmであれば血管内容量が多い．また，正常では50％ぐらいの呼吸性変動がある．10 mm以下の虚脱時には，血管内容量の低下を疑う．
- □ 静脈圧の上昇は頸静脈拍動の観察でわかる．頸静脈拍動は患者を仰臥位にした後，ベッドを約30°〜60°の角度で調整しながら頸静脈波の最高点を確認する．胸骨角から垂直に頸静脈波の高さを測定する．3 cm以上が静脈圧の上昇と判断される．
- □ 腹部頸静脈テストも有用である．右上腹部を10〜30秒以上圧迫したときに，頸静脈拍動の拍動点が4 cm以上上昇し，圧迫をやめても10秒以上頸静脈拍動の上昇がみられるときは，陽性所見であり，静水圧が高い．

圧痕性か，非圧痕性か？
- □ 間質液成分が流動性に富んでいれば，圧痕を残す圧痕性浮腫（pitting edema）となり，間質液成分が流動性に乏しい場合には，圧痕を残さない非圧痕性浮腫（non-pitting edema）となる．
- □ 圧痕は脛骨前面に母指の指腹で約10秒程度圧迫して確認する．指を離しても圧痕が残る場合は，圧痕性浮腫である．圧痕が残らない場合は非圧痕性浮腫である．
- □ 圧痕性浮腫には回復時間が40秒未満のfast edemaと，40秒以上のslow edemaがある．fast edemaのほとんどは低蛋白血症に伴う浮腫である．非圧痕性はリンパ浮腫，甲状腺機能低下症による粘液水腫である．

特発性浮腫
- □ 特徴としては，主に中年女性に認められ，月経周期とは無関係に，周期的に浮腫の出現を認める．浮腫をきたす他の疾患を除外した後に診断される．
- □ 診断としてはThornの基準があり，朝夕の体重差が1.4 kg以上，浮腫をきたす器質的疾患の除外，精神障害があるか感情が不安定，の3項目をすべて満たすときに特発性浮腫とされている．

［那須野尚久］

9 低蛋白でなぜむくむのか？

診察・診断

アルブミンの低下
☐ 血清中の蛋白の60〜70％はアルブミンである。低蛋白で浮腫が生じるときは低アルブミン血症があるといってよい。アルブミンが低下する原因は以下のとおり。
- 合成の低下……肝硬変など慢性の肝疾患や，炎症性疾患が長引いたとき
- 体外へ漏れる……尿へ漏れるネフローゼ症候群，便へ漏れる蛋白漏出性腸疾患，皮膚へ漏れる広範な熱傷
- 蛋白の異化が亢進……甲状腺機能亢進症
- 栄養不良……蛋白を取り込めない

接する機会が多いのは栄養不良である。慢性心不全患者で，食欲不振・悪液質の結果と考えられる。

静水圧と膠質浸透圧の関係
☐ 毛細血管内と組織の間には血管壁がある。この血管壁は半透性で，小さな粒子だけが通れる小さな穴が無数にあいている。水は粒子が小さいので，半透膜を自由に通過できる。毛細血管内の圧力は組織液の圧力より当然高いので，水は毛細血管内から組織へ滲み出そうとする。これが静水圧である。
☐ これに対して，膠質浸透圧というのがある。蛋白の粒子は水の粒子に比べると圧倒的に大きいので，半透膜を通過できない。濃度の異なった2種類の液体を半透膜で隔てて隣り合わせに置くと，お互いに同じ濃度になろうと水が移動する。この同じ濃度になろうと水を引き付ける力を浸透圧という。
☐ 特に蛋白による水分を保持する浸透圧を膠質浸透圧といい，血管内に比べて組織の膠質浸透圧はやや低い。これは蛋白の粒子が組織より血管内のほうに多いからである。
☐ すなわち，水を血管内に保とうとする力のほうが組織より強いので，血管内から組織へ滲み出そうとする静水圧とうまくバランスを取り，生理的に

- □ は血管内から組織へ水が漏れ出さない。
- □ 一方，低蛋白血症ではこのバランスが崩れ，膠質浸透圧のほうが低くなるため，血管内から組織へ（静水圧のほうが強くなって）水が漏れ出してくる。
- □ 心不全では静脈内の水が余剰であり，毛細血管内から組織への静水圧が高くなっているので，当然水分が組織へ滲み出しやすくなる。さらに低蛋白血症を合併すると，より浮腫を生じやすい。
- □ 蛋白は水を呼び込む磁石のような働きをもっている。低蛋白血症では磁石の力が低下するため，細胞外へ水分が移動し，浮腫を起こしやすい。膠質浸透圧の低下をきたすため，循環血漿量が維持できずに水分が間質に流出してしまい，組織に水腫・浮腫が現れる。図9-1・2でイメージしてほしい。
- □ 静水圧と膠質浸透圧のバランスが保たれていれば，水は滲み出さない。

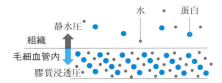

図9-1　静水圧と膠質浸透圧のバランスが保たれているとき

しかし，血管内の蛋白が少なくなると，膠質浸透圧が小さくなって……

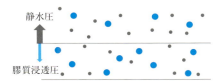

図9-2　血管内の蛋白が減少して膠質浸透圧が小さいとき

浮腫の治療
- □ 治療は，毛細血管内の静水圧を下げるための利尿薬投与。あるいは，組織方向への静水圧を毛細血管側へ押し戻す弾性ストッキングなど。血管内への膠質浸透圧を強くするため，蛋白が血管内に増えるようアルブミンの静脈投与も行われる。

［油布　邦夫］

10 冠動脈疾患の狭窄度とは？ 解剖学的？ 機能的？

虚血性心疾患

冠動脈疾患の治療はどうあるべきか？

- □ 冠動脈疾患の診断は，以前から選択的冠動脈造影によって解剖学的に行われてきた。しかし，pressure wireを指標として安定狭心症に対する冠動脈形成術の有効性を評価したFAME研究（Tonino PAL. N Engl J Med 2009）の発表以降，話がややこしくなった。
- □ 冠動脈の治療は，自覚症状の軽減と生命予後の改善を目的とする。1980年代より，1枝病変では冠動脈形成術と薬物療法で予後に差がないことが報告されてきた。
- □ Courage研究によると，3枝病変を含む安定冠動脈疾患では，薬物療法と冠動脈形成術で生命予後が変わらない。ただし薬物療法のみでは，のちに冠動脈形成術を受ける症例が多い。

pressure wireを用いた冠動脈形成術

- □ pressure wireはガイドワイヤーの遠位部に圧センサーを装着した冠動脈内圧測定装置である。冠拡張薬により最大に拡張すれば，冠血流量に比例して冠内圧が決定される。このため，狭窄部の遠位部と近位部での冠内圧の比で冠血流量の比に近似できる。
- □ fractional flow reserve（FFR）は，冠動脈を薬物負荷により最大拡張したときにpressure wireにより測定された冠動脈末梢の平均圧と，造影用ないしガイドカテーテルにより測定された冠動脈入口部の平均圧の比である（図10-1）。臨床使用された初期の研究では，運動負荷心電図・負荷心筋シンチグラフィ・負荷心エコーによる心筋虚血の診断との検討により，FFR 0.75が至適cut-off値とされた（Pijls NHJ. N Engl J Med 1996）。
- □ 冠動脈造影により有意狭窄と診断されるすべての狭窄病変を治療するよりも，pressure wireを用いてFFR≦0.8の狭窄病変のみを治療するほうが，予後良好であった。冠動脈造影で診断された有意狭窄病変のうち37％がFFR＞0.8，すわなち冠動脈形成術の適応にならない病変であった。

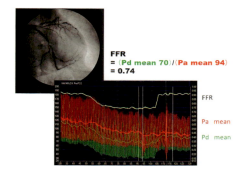

図10-1 FFRの実際

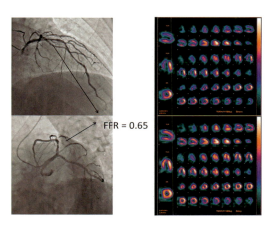

図10-2 冠動脈造影では非有意狭窄であったが,著明な心筋虚血を認めた例

冠動脈疾患治療方針を決定するために必要な検査

☐ 心筋梗塞の既往を有する症例では,心筋シンチグラフィや心臓MRIでの遅延造影などによる心筋viabilityの評価が必要である。
☐ 狭心痛などの自覚症状は,治療方針決定に重要である。ときに冠動脈造影と負荷心筋シンチグラフィやpressure wireの所見が乖離する(図10-2)。
☐ 負荷心筋血流シンチグラフィで虚血領域が左室心筋の10%以下の症例では,薬物療法が冠血行再建術よりも予後は良い。10%以上では,冠血行再建術のほうが予後良好である(Moroi M. Int J Cardiol 2012)。
☐ 長期的な視点で慢性安定冠動脈疾患を診療するには,狭窄度の評価として,解剖学的視点に機能的視点を加え,侵襲的治療の適応を決定することが重要である。

[七里 守]

11 負荷試験で何がわかるか？

虚血性心疾患

負荷試験の目的
- 運動負荷試験の目的は，運動耐容能を評価することと，虚血性心疾患の診断である．薬物負荷試験の目的は，冠血流予備能を評価し，虚血性心疾患を診断することである．
- 安静時の冠動脈の血流量は，冠狭窄が90％程度になるまで保持される．しかし，安静時冠動脈血流に対する最大負荷時冠動脈血流の比で表した冠血流予備能は，50～75％の冠動脈狭窄で低下を認める．運動負荷試験では，心筋血流の増加が運動による心筋の酸素需要の増加に見合わないときに虚血が誘発される．

運動負荷試験
- 運動負荷試験には運動負荷心電図と運動負荷心筋血流シンチグラフィ，およびマスクを付けて呼気ガス分析も行う心肺運動負荷試験がある．
- 運動負荷には，トレッドミルかエルゴメータを用いる．実施のプロトコールは，3分間のインターバルで階段状に負荷量を増加させていく方法と，連続的に負荷量を増加させる方法がある．虚血性心疾患の診断には前者が用いられる．運動耐容能の評価には連続的な負荷が好ましい（図11-1）．
- 10METs以上の運動耐容能を有する場合，3年間の心血管死亡率は1％以下である．重症冠動脈疾患を合併する割合は1％以下であり，予後は良い（Bourque JM. J Am Coll Cardiol 2009）．

心肺運動負荷試験
- 心電図，血圧に加えて呼気ガス分析の併用により，最大酸素摂取量（peak $\dot{V}O_2$）や嫌気性代謝閾値（AT）を評価できる．心肺負荷試験によるpeak $\dot{V}O_2$は，左室駆出率とは独立した心不全の予後予測因子である．14 mL/kg/min以下は心臓移植適応基準に含まれる．
- $\dot{V}E/\dot{V}CO_2$ slopeはpeak $\dot{V}O_2$同様に生命予後指標の1つであり，心不全時の労作時呼吸困難感に関係する．

11 負荷試験で何がわかるか? 23

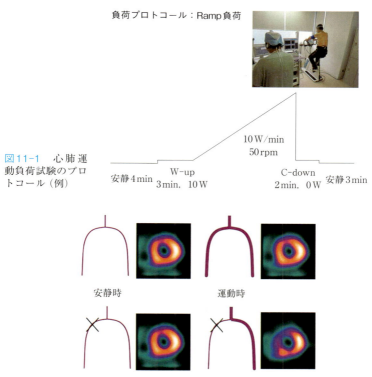

図11-1 心肺運動負荷試験のプロトコール(例)

図11-2 負荷試験による冠予備能画像化の原理。安静時には狭窄の有無にかかわらず,必要な血流が確保されている。しかし運動時には,正常部位では血流が増加するが,狭窄部位では血流は増加しない。

薬物負荷試験

☐ 薬物負荷試験で最も汎用されている方法は,アデノシンなどの冠拡張薬を投与し,心筋シンチグラフィを用いて冠血流予備能を画像化するもの。

☐ 冠拡張薬による薬物負荷時には,正常冠動脈領域の冠血流は3〜4倍増加するが,冠狭窄領域の冠血流予備能は相対的に低下している。薬物負荷試験は,この差を画像化したものであり(図11-2),心筋虚血を誘発するものではない。

☐ 薬物負荷試験の診断精度は,運動負荷試験と同等である。ドブタミン負荷試験は,ドブタミンにより心拍数を増加させることで心負荷を増加させる。通常,心エコーによる診断が行われる。

[七里 守]

12 動脈硬化の現代的な考え方

虚血性心疾患

☐ 分子生物学的血管病学の進歩によって，動脈壁のプラークの意義は，動脈壁内にコレステロールなどが貯留した結果という静的なものから，種々の細胞による炎症反応と血栓形成の場という動的なものへと変化した。

動脈硬化巣の形成と進展
☐ 動脈硬化は血管内皮機能の低下から始まる。血管内皮機能は，酸化ストレスや高血圧・高血糖・食後過血糖・脂質異常症・肥満・低酸素発作などにより障害される。血管内皮が障害されると，血液中から血管壁にsmall dense LDLなどが侵入し，これを貪食するマクロファージが遊走・集積して，プラークが形成される。
☐ プラーク形成の初期段階では，動脈にpositive remodelingと呼ばれる血管自体の拡大が生じるため，血管内腔は維持される。
☐ 一定のレベルまでプラーク形成が進行すると，positive remodelingは限界に達し，内腔が減少し始める。この時点で，血管の狭窄度は軽度（血管造影上50%以下）であっても，残存している血管内腔とプラークの比率は50%を超えることもある。
☐ プラークに血管内腔が押しつぶされかけているような所見が，血管内エコーではしばしば観察される（図12-1）。
☐ 一部の症例では，血管のnegative remodelingが観察される。血管のremodelingにどのような因子が関与するかは，まだ解明されていない。

不安定プラークとの関連
☐ プラークの安定性は，プラークを構成する脂質を主体とする成分および線維質を主体とする成分の割合，プラークと血管内腔を隔てる線維性被膜（fibrous cap）の厚さと範囲により決まる。脂質成分に富むプラーク，線維性被膜の厚さが薄く，範囲が広いプラークは不安定である。
☐ これまでは，プラークの量が動脈硬化の重症度の指標であったが，現在では量に加えてプラークの質を考える時代になっている。

12 動脈硬化の現代的な考え方

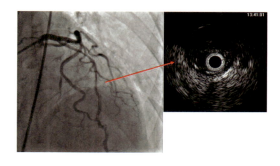

図12-1 冠動脈造影上の中等度狭窄病変とその血管内エコー像。血管造影では50％狭窄であるが，血管内エコーでは70％以上のプラーク占有率を認める。

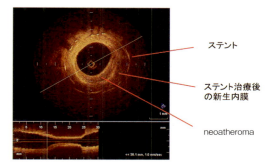

図12-2 OCTにより描出されるbare metalステント植込み9年後のステント内プラーク

- OCT（optical coherence tomography：光干渉断層法）により65μm以下の薄い被膜を有するプラークを，不安定プラークとしてthin-cap fibroatheromas（TCFA）と定義している。
- CTによる冠動脈造影において，positive remodeling，低CT値を示す冠動脈プラークは，24カ月間で15％の心血管イベントを生じる（Motoyama S. J Am Coll Cardiol 2009）。CTで不安定プラークを画像化できる可能性がある。
- 再狭窄を免れた冠動脈ステント植込みの数年後に，neoatheromaと呼ばれる新たなプラーク形成をステント内に認めることがある（図12-2）。

動脈硬化に対する治療

- LDLコレステロールを70mg/L以下まで低下させることにより，頸動脈や冠動脈のプラークを退縮させることができる（Nissen SE. JAMA 2006）。降圧療法によるプラークの退縮効果は限定的であるが，血管内皮機能の改善を期待できる。

［七里　守］

13 急性冠症候群で何が起きているか？

虚血性心疾患

- □ 冠動脈に有意な狭窄が存在すれば，急性心筋梗塞を発症するか？……答えは「NO」である。
- □ 急性心筋梗塞の発症には，以下に述べる不安定プラークの存在が密接に関与する。危険な病変か否かは，狭窄の程度ではなく，プラークの性状のほうが重要である。

急性冠症候群と不安定プラーク

- □ 動脈硬化巣の隆起性病変であるプラークには，被膜が薄く破裂しやすい不安定プラークと，厚い線維性被膜に覆われ破裂しない安定プラークがある（図13-1）。不安定プラークは，脂質部分（脂質コア）が大きく，炎症性細胞の強い浸潤を伴う。
- □ 安定プラークでも労作により狭心症は生じるが，病状は安定したまま経過する（安定労作狭心症）。
- □ 不安定プラークが破裂し，血栓が形成され，冠動脈の狭窄・閉塞が急速に進行する病態を急性冠症候群と呼ぶ。不安定狭心症と急性心筋梗塞（およ

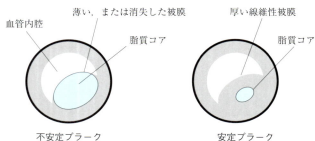

図13-1　不安定プラークと安定プラーク

不安定プラーク：大きな脂質コアを有し，それを覆う被膜は薄く，消失している場合もある

安定プラーク：脂質コアは小さく，厚い線維性被膜に覆われている

び冠動脈閉塞による心臓突然死）が含まれる。
- □ 急性冠症候群は，冠動脈局所の（病理学的）異常を考慮した症候名である。一方，狭心症や心筋梗塞（急性，陳旧性）は，臨床的な心筋壊死の有無を念頭においた診断名である。
- □ 不安定プラークを簡便かつ確実に診断できれば，急性冠症候群の発症を予測できる。しかし，冠動脈造影検査では安定プラークと不安定プラークを判別できない。前述のように不安定プラークは脂質コアが大きく，炎症性の細胞浸潤を伴う。CT・MRI画像で病態を推定する試みがなされている。

有意狭窄がなくても発症する急性冠症候群

- □ 選択的冠動脈造影検査は冠動脈病変の評価のゴールドスタンダードであり，有意狭窄とは内腔の狭窄率≧75％を指す。75％未満の狭窄でも，急性冠症候群は発症する。
- □ 脂質コアが大きなプラークは破裂しやすい。ある程度プラークが増大しても，冠動脈のリモデリング（冠動脈自体が外側に向かって拡大する現象）により血管内腔が維持される。冠動脈を造影しても有意な狭窄として検出されないことがあるのは，このような現象が関与している可能性もある。
- □ 急性心筋梗塞の半数以上は，50％未満の狭窄性病変から発症する（Little WC. Circulation 1988）。
- □ 有意狭窄がなければ虚血症状はなく，プラークが破裂してはじめて症状を呈する。急性冠症候群がなんら前兆なく発症し得るのはこのためである。
- □ 冠動脈造影検査で得られるのは血管内腔の情報のみで，血管壁を含めた冠動脈全周の評価はできない。冠動脈造影検査時に冠動脈超音波やOCT（optical coherence tomography）などを併用すれば，血管壁およびプラークの性状を評価できるが，コストや侵襲性を考慮すると，限られた症例にしか行えない。

不安定プラークはなぜ破裂するのか？

- □ プラーク内への炎症性細胞の浸潤や新生血管からの出血が起きればプラークに破裂する。冠攣縮もプラーク破裂に関与しているらしい。
- □ 心拍数・血圧・心収縮力の増加など，ストレスや交感神経の緊張による物理的刺激は，プラーク破裂の誘因となる。プラーク破裂は，血小板凝集および凝固の活性化を介して，血栓形成を促す。血栓は冠動脈の血流を阻害し，急性冠症候群をもたらす。小さなプラーク破裂では，血栓が冠血流を阻害するまでには至らず，無症候で経過する。

［細川　丈志］

14 急性冠症候群になぜ抗血小板薬をすぐ投与するのか？

虚血性心疾患

- □ 急性冠症候群（ACS）は不安定プラークの破綻により生じる。破綻部位の血小板活性化により血小板血栓が形成される。冠動脈の血流低下や血栓性閉塞を解除するための抗血栓療法は，急性冠症候群治療の基本となる。
- □ ステント血栓症の予防にも抗血栓療法は重要で，アスピリンとチエノピリジン系薬剤の併用による2剤抗血小板療法（DAPT）が標準。

アスピリン
- □ アスピリンは，アラキドン酸からプロスタグランジンG_2（PGG_2）への変換酵素であるシクロオキシゲナーゼ1（COX-1）の不可逆的阻害薬。PGG_2の下流にある血小板凝集作用をもつトロンボキサンA_2（TXA_2）の生成を抑制し，血小板凝集抑制効果を発揮する。
- □ アスピリンは胃や小腸から速やかに吸収される。30分でピークの血中濃度が得られ，1時間以内にCOX-1の活性は不可逆的に阻害される。
- □ ISIS-2試験（Second International Study of Infarct Survival. Lancet 1998）では，発症24時間以内のST上昇型急性心筋梗塞へのアスピリン投与により，発症35日以内の死亡率を23％減少させた。
- □ 本邦のJAMIS（Japanese Antiplatelets Myocardial Infarction Study, 1999）でも，アスピリンが再梗塞を有意に抑制した。
- □ 急性冠症候群へのアスピリン投与は標準治療。日本循環器学会のガイドライン（2013年改訂版）ではclass Iで，「アスピリンアレルギーの既往がある患者を除きST上昇型心筋梗塞（STEMI）が疑われる全患者に，できるだけ早く噛み砕いて服用させる」とある。

チエノピリジン系（ADP受容体阻害薬）
- □ その構造からチクロピジン・クロピドグレル・プラスグレル・ticagrelorはチエノピリジン系と呼ばれ，経口血小板薬として強力な作用を有する。いずれも血小板上にあるP2Y12受容体に結合してADPによる血小板凝集を抑制し，cAMP濃度上昇を介して作用を発揮する。

- ステント血栓症予防においてアスピリンとの併用が有効であることが最初に示されたのはチクロピジンだが，副作用（肝機能障害，血栓性血小板減少性紫斑病，無顆粒症）が多い。そのため副作用が半分のクロピドグレルが繁用されるようになった。
- 非ST上昇型急性冠症候群患者を対象としたCURE試験（Yusuf S. N Eng J Med 2001）では，PCI施行例でのクロピドグレルとアスピリンの併用および初回負荷投与（ローディング）の有効性と安全性が報告され，この併用が標準治療となった。
- クロピドグレルは肝臓でチトクロムP450（CYP）の代謝を経て活性体となるため，作用発現まで最低でも2時間から約6時間を要する。
- 2002年にクロピドグレルのローディングのタイミングについて検討したCREDO試験（JAMA 2002）では，PCIの6時間以上前の内服の必要性が示された。緊急PCIでは，抗血小板作用が不十分な時期のステント留置に伴う早期ステント血栓症が課題となった。
- クロピドグレルの血小板凝集抑制作用はCYP遺伝子多型の影響を受け，個人差が大きい。クロピドグレル抵抗性の遺伝子多型は日本人では約20％だが，欧米人では約3％に過ぎない。プラスグレルもプロドラッグだが，代謝経路が単純であるため薬効のピークまで2時間と短く，CYP遺伝子多型の影響も受けにくい。強力な抗血栓ポテンシャルを有するADP受容体阻害薬として期待されている。欧米では2009年から臨床使用されており，日本でも2014年5月に認可された。
- 2007年の多国性大規模試験のTRITON-TIMI 38で，心血管イベント発症抑制効果においてプラスグレルのクロピドグレルに対する優位性が示されたが，出血リスクの上昇も認められた。日本では投与量調整をした第Ⅲ相臨床試験PRASFIT-ACS試験で出血イベント発生率に有意差がないことが示されている。

[稲葉 秀子]

15 異型狭心症の人種差

虚血性心疾患

- □ 1959年にPrinzmetalらは，発作時にST上昇を示す狭心症を異型狭心症（variant angina）と呼んだ．攣縮による冠動脈の完全または亜完全閉塞から生じる貫壁性虚血である．
- □ 一方，安静時にST下降を呈する狭心症で冠攣縮が関与するときは，側副血行が存在し攣縮の程度が軽く，非貫壁性の虚血を生じている．
- □ 現在一般的には，ST変化にかかわらず冠攣縮による狭心症は冠攣縮性狭心症（vasospastic angina）と総称されている．
- □ 冠動脈攣縮は虚血性心疾患全般の発症に関与し，安静時狭心症では8～9割，急性心筋梗塞では半数の症例に冠攣縮が関わっている．労作性狭心症でも1枝病変の場合は，冠攣縮が関与している可能性が高い．
- □ 2008年に日本循環器学会がはじめて発表した「冠攣縮性狭心症の診断と治療に関するガイドライン」（2013年改訂）は，冠攣縮性狭心症のガイドラインとしては世界唯一のもので，各国で引用されている．

冠攣縮性狭心症の人種差

- □ 冠攣縮性狭心症の発生頻度や特徴を人種間で直接比較した国際共同研究は行われていないが，日本と欧米での各種臨床研究の比較検討はされている．
- □ 日本（n＝752）vs 欧米（n＝586）として統合した比較では，以下の相違が示されている．
  - ● 女性の比率は日本欧米ともに高くないが，日本のほうがより低率．
  - ● 心筋梗塞既往例，器質的冠動脈狭窄例，多枝疾患例，左心機能低下例は，圧倒的に欧米人に多い．
  - ● 3年間の心筋梗塞の発症率と死亡は日本人で有意に低く，また死亡では器質的狭窄が存在しない例が多く，不整脈による突然死が多い．
  - ● 院外心停止に冠攣縮が関与する頻度は，日本人はフランス人の2倍であったという報告もある．
- □ 冠攣縮性狭心症誘発試験で使用する冠攣縮誘発薬は，日本ではアセチルコリンが主流であるが，欧米ではエルゴノビンが使用される．投与量も異

なっている。厳密な比較は困難であるが，各国の誘発試験として以下の報告がある。
- 冠攣縮性狭心症誘発試験における陽性率は，日本は欧米に比べ高率であり，多枝攣縮とびまん性の攣縮が多い。
- 正常人と冠攣縮性狭心症例で，誘発試験上の非攣縮部位での冠動脈血管径の狭小化の程度は，欧米人では差はないが，日本人では冠攣縮性狭心症例の非攣縮部分でも高度の狭小化がみられる。
- 心筋梗塞早期における冠攣縮誘発陽性率に関する報告では，欧米人に比し日本人で高率である。
- 日本人とイタリア人で比較した心筋梗塞1～2週間後の冠攣縮誘発試験では，冠攣縮の発生頻度，梗塞責任病変における陽性率，多枝攣縮の頻度，びまん性攣縮の程度は日本人が高い。

□ 冠動脈の造影時に，コントロール群と比較した硝酸薬投与後の拡張の度合いは，平常時の冠動脈の緊張度（basal tone）を示している。この緊張度は，欧米人では正常群と冠攣縮性狭心症群で差はみられないが，日本人では正常人＜冠攣縮性狭心症＜非攣縮部位＜攣縮部位の順に緊張度が増加しており，日本人では全体的に血管の緊張度が亢進している。

冠攣縮の誘因と機序

□ 喫煙はスパズム誘発の主要因であり，日本では特に女性での影響が強い。欧米ではコカインやマリファナ，覚醒剤も関与している。そのほか，アルコールやストレスによる交感神経・副交感神経のバランスの崩れもスパズム発症に関与しているが，これらの各種因子の影響が人種間でどのように異なるかはまだわかっていない。

□ 冠攣縮の発生機序には血管平滑筋の過収縮と血管内皮機能障害が関与していると考えられているが，まだ不明な部分も多い。

□ 近年，冠攣縮の機序や各種遺伝子の関与についての報告がされてきており，それらの解明が進むことで人種差についての詳細な機序も明らかにされてくると思われる。

［稲葉　秀子］

16 異型狭心症でも冠動脈造影をするのか？

虚血性心疾患

- □ 異型狭心症は，ST上昇を伴う安静時狭心症として報告された（Prinzmetal M. Am J Med 1959）。冠動脈壁の緊張度が異常に亢進した冠攣縮が原因で起こる。
- □ 冠動脈が完全閉塞して貫壁性虚血が生じたときはST上昇が起こり，亜完全閉塞や完全閉塞でも側副血行があるときは非貫壁性虚血にとどまり，ST低下も生じ得る。いずれも冠攣縮性狭心症と呼ぶ。
- □ 下記の特徴が1つでもあれば冠攣縮性狭心症の疑いがある。
  - ①安静時の発作（特に深夜から早朝にかけて）
  - ②運動耐容能の著明な日内変動（朝の運動耐容能の低下）
  - ③過換気による発作の誘発
  - ④カルシウム拮抗薬は有効だがβ遮断薬は無効

異型狭心症の診断
- □ 心電図所見，心臓カテーテル検査における冠攣縮薬物誘発試験，あるいは過換気負荷試験などの非薬物による冠攣縮誘発により診断される。
- □ 自然発作時の虚血性心電図所見は，関連する2誘導以上での一過性の0.1mV以上のST上昇，または0.1mV以上のST低下か陰性U波の新規出現である。冠攣縮性狭心症の自然発作の半分以上は，午前0～6時の間に起きる。
- □ ホルター心電図は，夜間から早朝を含めて24時間の心電図記録ができるので有用だが，発作の頻度が低いと限界がある。

非侵襲的に診断することは難しい
- □ 冠攣縮性狭心症が疑われるが非侵襲的検査で診断がつかないときは，冠動脈造影を行う。アセチルコリンやエルゴノビンによる冠攣縮薬物誘発の診断的意義は大きい。
- □ 冠攣縮薬物誘発試験では，狭心痛と虚血性心電図変化を伴う90％以上の冠動脈狭窄が誘発されると冠攣縮陽性と判断する。

□ アセチルコリン負荷試験の冠攣縮性狭心症における感度と特異度はともに90％以上であり（Okumura K. JACC 1988），診断能が高い．

異型狭心症で冠動脈造影をする理由

□ アセチルコリン負荷試験などを含めた冠動脈造影をする理由は，確定診断・除外診断に役立つことに加え，器質的冠動脈狭窄の有無を知ること，重篤な多枝冠攣縮を評価できることである．

□ 診断的な治療としてカルシウム拮抗薬や硝酸薬がすでに投与されていることもあるが，冠攣縮を造影所見として確認することが望ましい．負荷試験は実際に冠攣縮を起こしている画像を患者に提示できるため，服薬や禁煙のアドヒアランスを高く維持できる．異型狭心症が否定的な結果なら，冠拡張薬の長期投与を回避できる．

□ 冠攣縮性狭心症でも，しばしば器質的狭窄を認める．15％の患者に冠動脈の50％以上の狭窄を認める．25％の患者に25〜50％の非有意狭窄があり，残りの60％の患者が正常冠動脈だったという報告がある（Takagi Y. Eur Heart J 2013）．

□ 冠攣縮性狭心症の予後不良の予測因子には，院外心肺停止の既往，喫煙，安静時のみの胸痛，器質的冠動脈狭窄，多枝冠攣縮，狭心症発作時のST上昇，β遮断薬の使用がある．

［倉林　学］

17 冠攣縮性狭心症の予後は？

虚血性心疾患

- □ 冠攣縮性狭心症は，欧米よりも日本において罹患頻度が高い。日本人の急性心筋梗塞後の症例では，心筋梗塞発症後の冠動脈造影における冠攣縮誘発試験陽性者が多い（Pristipino C. Circulation 2000）。
- □ 冠攣縮は血管内皮機能低下による攣縮と血管平滑筋の過収縮が直接的原因とされている。これらを引き起こす遺伝的素因の関与が想定されている（図17-1）。

冠攣縮性狭心症の診断

- □ 自然発作時の心電図（ホルター心電図を含む）で0.1mV以上のST上昇ないし低下を認めた場合，冠攣縮性狭心症が疑われる症例においてアセチルコリンないしエルゴノビンによる冠攣縮薬物誘発試験が陽性となれば診断

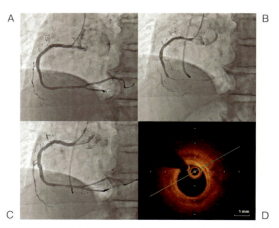

図17-1　冠攣縮性狭心症による不安定狭心症と診断された1例。A：冠動脈造影にて右冠動脈中部に中等度狭窄を認める。B：アセチルコリン投与による右冠動脈中部の閉塞を認める。C：硝酸イソソルビドの冠動脈内投与により冠攣縮は解除された。D：OCTでは，冠攣縮部に軽度石灰化を伴うプラークを認める。

が確定される。
- □ 冠攣縮薬物誘発試験は非特異的試験であり，臨床的に冠攣縮性狭心症が疑われる症例であることが重要である。
- □ 夜間から早朝にかけて安静時胸痛が生じるなど，自覚症状のみの場合には，冠攣縮性狭心症の疑いにとどまる。

冠攣縮性狭心症の治療

- □ 冠攣縮は内皮機能障害すなわち初期動脈硬化病変と関連していることから，動脈硬化促進因子の治療は，すべて冠攣縮性狭心症の治療になる。喫煙は冠攣縮誘発因子である。アルコール大量摂取後にも冠攣縮が誘発される。
- □ 徐放性硝酸薬や長時間作用型カルシウム拮抗薬により，自覚症状のコントロールは容易になった。硝酸薬については，耐性予防のため夜間のみの投与も有用である。スタチンによる冠攣縮の改善が報告されている（Yasue H. J Am Coll Cardiol 2008）。
- □ 稀に薬物治療抵抗性の異型狭心症も経験する。速効性硝酸薬の舌下投与により自覚症状のコントロールを図る。
- □ 冠攣縮と器質的狭窄病変が共存することも稀ではない。冠攣縮性狭心症でも，器質的冠動脈狭窄の評価が望まれる。
- □ 冠攣縮性狭心症に器質的冠動脈狭窄を合併した症例では，器質的冠動脈狭窄の解除により自覚症状のコントロールが期待できる。しかし，薬剤溶出性ステント（DES）植込み部位の末梢では，血管内皮機能障害を生じる可能性がある。異型狭心症そのものをPCIで治療するという選択は勧められてはいない。
- □ 本邦で行われた急性心筋梗塞後症例に対する前向き介入試験では，β遮断薬とカルシウム拮抗薬の間に有意差を認めなかった（JBCMI investigators. Am J Cardiol 2004）。急性心筋梗塞発症の誘因として，冠攣縮が重要な役割を果たしている可能性がある。
- □ 冠攣縮性狭心症により突然死を生じることがある。急性虚血を原因とする致死性不整脈は，植込み型除細動器の積極的適応から除外されるため，冠攣縮性狭心症による突然死からの回復症例に対して植込み型除細動器を入れるかどうかは，今も議論が続いている。
- □ 冠攣縮性狭心症の予後は，基本的に良好であるといわれてきた。本邦から予後予測のためのJCSAリスクスコアが提唱されている（Takagi Y. J Am Coll Cardiol 2013）。スコアが高い症例の心予後は，一般的な冠動脈形成術の対象となる器質的冠動脈病変を有する患者の予後と変わらない。

［七里　守］

18 PCIはどこをどうするのか？

虚血性心疾患

- □ 欧米諸国とは異なり，本邦では冠動脈バイパス術よりも PCI（percutaneous coronary intervention）が多い．このことの可否はともかく，薬剤溶出性ステントの登場によりさらに PCI の占める割合は大きくなっている．

PCIとは？
- □ PCIとは，様々なカテーテル器具（デバイス）を用いて冠動脈の狭窄や閉塞を解除する治療であり，経皮的に冠動脈に対して行うカテーテルインターベンション治療の総称である．インターベンションの正式な日本語訳はない．以前は PTCA（percutaneous transluminal coronary angioplasty）とも呼ばれていたが，ニューデバイスの登場に伴い，用語の混乱を避けるために PCI の表記に統一された．
- □ 冠動脈の血行再建法としては，冠動脈バイパス術と並ぶ代表的な方法であり，本邦では年間20万例以上に施行されている．
- □ デバイスの改良と進歩により，PCIの技術的な難易度は低下し，成功率は向上した．現在「ラストフロンティア」と呼ぶべきものは，慢性完全閉塞枝に対する治療に限られる．

PCIの主役は冠動脈ステントである
- □ 一部の冠動脈ステントの植込みに適さない病変（ステント内再狭窄，小血管など）を除き，PCIの主役は冠動脈ステントであり，いかに適切にステントを植込むかがPCIの成否の鍵となる．
- □ ステント以外のデバイスは，ステント植込みのための「下地作り」のために補助的に使用される．
- □ ステント植込み前に病変部をバルーンで拡張（前拡張）する目的は，病変部へのステントの通過を容易にすることと，拡張可能な病変か否かを判断することである．
- □ 病変部のプラークをアブレーション（除去）する方法として，ロータブレーター（高速回転アテレクトミー：PTCRA）およびエキシマレーザー

（ELCA）などがある．ロータブレーターは高度石灰化病変，エキシマレーザーは血栓性病変をアブレーションする．これらデバイスを保険で使用するためには，施設ごとの許認可を要する．
□ 最近，薬剤溶出性バルーン（drug eluting balloon：DEB）が登場し，その効果が期待されている．
□ 冠動脈ステントには，金属表面に再狭窄予防のための薬剤がコーティングされている薬剤溶出性ステント（drug eluting stent：DES）と通常のステント（bare metal stent：BMS）がある．
□ 最近では生体吸収型ステント，EPC（endotherial progenitor cell）captureステントなどの新しい概念を有するステントが臨床応用されつつある．

PCI後に何が問題となるか？──再狭窄とステント血栓症

□ PCIが施行された病変は，一定の確率で再狭窄をきたす．デバイスの歴史は，再狭窄克服の歴史でもあった．
□ バルーン後の再狭窄は，慢性期のrecoil（物理的に拡張された血管自体が元どおりに縮んでしまう現象）および病変部の新生内膜増殖が主な機序である．冠動脈ステントにより慢性期のrecoilが解消され，バルーン血管形成術の時代に比べて再狭窄は半減した．
□ さらに，新生内膜の増殖抑制を目的とした，brachytherapy（小線源近接照射）も試みられたが，広く普及するまでには至らなかった．
□ 最近では，DESの登場によりPCI後の再狭窄率は著減した．現在のPCIの主役はDESである．
□ ステント植込み後の重大な合併症はステント血栓症である．ステント血栓症は突然発症し，急性心筋梗塞・突然死をまねく．
□ ステント血栓症は，早期（1カ月以内），遅発性（1カ月〜1年以内），超遅発性（1年以後）に分けられる．DESでは，BMSではあまりみられなかった遅発性および超遅発性ステント血栓症が問題視されている．
□ BMSでは，ステント表面が数カ月後には新生内膜で十分に被覆されるため，血栓症予防のための抗血小板薬の2剤併用療法は3カ月程度でよい．ただし，ステント植込み後数年を経て，同部に動脈硬化性の病変が出現することがある．
□ DESでは，ステント表面が長期にわたり新生内膜により十分に被覆されない可能性があり，血栓症予防のための抗血小板薬の2剤併用療法は12カ月以上行うことが推奨されている．

［細川 丈志］

19 ステントの歴史

虚血性心疾患

- 経皮的冠動脈形成術 (percutaneous transluminal coronary angioplasty：PTCA) がはじめて行われたのは1977年。Gruentzigのバルーンによる治療 (balloon angioplasty：POBA) である。
- 1960年代から冠動脈バイパス術 (coronary artery bypass grafting：CABG) が普及していたが，侵襲度の低いPTCAはまたたく間に広がった。
- バルーンによる拡張では，拡張困難なことや裂開の発生があること，また再狭窄率が高かったため，ニューデバイスとして1990年前後にステントやロタブレーター (rotablator)，方向性冠動脈粥腫切除術 (directional coronary atherectomy：DCA) が登場した。
- ステントの語源は，19世紀の英国の歯科医Stentが自身の開発した歯の鋳型を造る器具をステント (stent) と命名したのが始まりとされている。以後「内腔を保持する鋳型状のもの」という意味で使われている。
- 1986年，スイスのSigwartらがPTCA中に発生した急性冠閉塞に対して自己拡張型 (self-expanding) のWallstentを留置した。1990年頃までにはバルーン拡張型 (balloon-expanding) のGianturco-RoubinステントやPalmaz-Schatzステントも開発された。当初はPTCA後の急性冠閉塞の離脱に使用されたが，1991年にはPalmaz-Schatzステントの待機的植込みも開始された。
- 1994年に欧州でのBenestent試験，北米でのSTRESS試験などの結果が報告され，ステント (Palmaz-Schatz) の再狭窄はPOBAよりも少ないことが示され，ステント治療は急速に普及した。

金属ステントの問題点
- 当初，ステント植込み時には強力な抗凝固療法と抗血小板療法が行われていたが，亜急性血栓症 (subacute thrombosis：SAT) の頻度はPOBAに匹敵し，さらに出血性合併症は有意に高率だった。また，内膜増殖反応がPOBAよりも強く起こることも明らかになった。
- 1996年にSchomigらにより，ステント血栓症の予防には抗血小板療法が

有用であることが明らかにされ,アスピリンとチクロピジンの抗血小板療法によってSATは激減し,出血性合併症も減少した。
- ステント血栓症は減少したが,再狭窄はまだ20〜40％に認められていたため,新生内膜の増殖抑制を狙ってステントストラット厚やデザインを変えたステントが開発されたが,十分な内膜増殖抑制効果は得られなかった。
- こうした背景のもとに,金属ステント（bare metal stent：BMS）に薬剤保持の役割をもつポリマーをコーティングした薬剤溶出性ステント（DES）が,1999年にはじめて使用された。
- 免疫抑制薬であるシロリムス（sirolimus）をコーティングしたCYPHERステント（sirolimus-eluting stent：SES),次に抗癌剤のパクリタクセル（paclitaxel）を用いたTAXUSステント（paclitaxel-eluting stent：PES）も導入された。様々な臨床試験において再狭窄率5％前後という劇的な改善が示され,DESの開発はステントの歴史のなかで最も画期的な出来事となった。

第2世代DES開発への経緯

- 2007年に,DES植込みから1年以上経過しての超遅発性ステント血栓症（very late stent thrombosis：VLST）が年0.6％ずつ認められると報告された。2012年にはステント血栓症によるST上昇型急性心筋梗塞の増加も報告され,DESの長期的安全性が問題となった。
- VLSTのメカニズムについては,DES留置後の血管壁に生じる炎症によるステントの圧着障害や内皮化の遅延,ポリマーに対する過敏反応などの要因が報告され,それらを考慮した第2世代DESが登場した。
- 第2世代のDESにおいても,再狭窄や血栓症の問題はまだ完全には払拭されていない。

次世代のステント

- DESでは薬剤溶出後も金属製ステントが血管内に残存し,慢性炎症を惹起して遅延性再狭窄やステント血栓症を誘発する。
- その問題に対応した生体吸収素材を用いたステントである生体吸収性スキャフォールド（bioresorbable scaffold：BRS）がすでに開発され,市販が認証されている国もある。次世代のステントとして期待されている。

［稲葉 秀子］

20 PCIよりもCABGを勧めるのはどういうときか？

虚血性心疾患

意外と統一されていないCABGの適応
- 国内外においてCABGのガイドラインはあるが，日々の手技やテクノロジーの進歩は現状に十分に追随した指針の提供を困難としている。それゆえ，CABGの適応は各施設の判断に委ねられるところが大きい。
- 年齢，全身状態，合併症の有無，社会的活動度など，CABGの適応を左右する要素は多い。

PCIとCABGの比較
- PCIがCABGに勝る点は，侵襲が少なく，入院期間も短いことである。また，迅速な対応が可能であり，急性冠症候群の多くはPCIによる血行再建が選択される。PCIはQOLを改善するが，生命予後の改善は明らかではない (Boden WE. N Engl J Med 2007)。
- 慢性閉塞や高度屈曲，高度石灰化を伴う冠動脈では，しばしばPCIは困難であり，CABGが選択されることがある。
- 左主幹部分岐部病変例や糖尿病の多枝病変例では，生命予後も含めCABGのほうがPCIに勝ると考えられている (Yusuf S. Lancet 1994)。
- 多くの試験におけるCABGに対するPCIの劣性は，治療部位の再狭窄のため，標的血管の中〜長期的な開存率が動脈グラフトを用いたCABGに劣ることに起因している。
- CABGにおける，内胸動脈-左前下行枝バイパスの長期成績は極めて良好である。しかし，静脈グラフトを用いた回旋枝および右冠動脈へのバイパスがPCIより優れているか否かは明らかではない。
- 薬剤溶出性ステント (DES) であっても，標的血管の長期開存率はいまだ動脈グラフトに及ばないと推定される (Daemen J. Circulation 2008)。また，DESの長期成績に関しては不明な点もある。
- こうした優劣の比較において，「標的血管」に関して議論がなされていることがポイントである。バイパス吻合が行われた血管では，たとえ同一血管内に新たな病変が発現しても，それが吻合部の近位部であれば冠血流は

維持される。このことが，CABG（動脈グラフト）の長期開存率が優れている理由の1つである。

標的血管の保護
□ 実は，上記の標的血管自体の保護効果が，CABGの最も有利な点であると思われる。PCIでは「病変」のみを治療対象としているが，長期的にみると，冠動脈の重大イベントはそれ以外の部位で発生することが多い。血管自体を広範に保護するCABGのほうが長期的に優れたアウトカムを生んでいるのは，ある意味当然の結果かもしれない。
□ 冠動脈病変の進行が速い糖尿病患者において生命予後改善効果が得られるのも，このことが関与している可能性がある。まさにバイパスグラフトが命綱の役割を果たしている。
□ このCABGの効果は，生命予後と最も関連する左前下行枝に内胸動脈をバイパスすることで顕著となり，CABGがPCIに比べて明らかに有利な点でもある（Cameron A. N Engl J Med 1996）。
□ ただし，PCIもDESの登場により再狭窄率が低下し，適切な危険因子の管理により長期成績の改善も期待されている。したがって，中～長期的にみてCABGがPCIの臨床成績を凌駕するためには，グラフトの開存率≧95％が必要である。
□ PCIと比較して，CABGの臨床成績は術者に大きく依存する。上記の成績をクリアでき，かつ内胸動脈-左前下行枝のバイパス吻合を100％に近い成功率で行えることが望ましい。

CABGが有利な症例は？
□ PCIとCABGの虚血解除の効果は同等だが，将来的な冠動脈イベントの予防はCABGが有利である。したがって，若年者の多枝病変例では，その後の長期にわたるイベントの予防効果を期待して，CABGが推奨される。若年者では手術に伴うリスクも低いことが多く，CABGのメリットが大きい。
□ CABGの最大のアドバンテージは，内胸動脈による左前下行枝の長期にわたる保護効果によって得られる。以下に示すような病変が左前下行枝近位部に存在するときは，CABGを考慮する。
  ● 技術的にPCIが困難と予想される慢性完全閉塞性病変
  ● PCIでは再狭窄をきたすと予想される，びまん性の病変
  ● 高度の石灰化のため，PCIでは十分な拡張が期待しにくい病変
  ● 繰り返す再狭窄例，冠動脈の形態がPCIに適さないととき

［細川 丈志］

21 陳旧性心筋梗塞の安定期に硝酸薬を続けるのは得か損か？

虚血性心疾患

□ 慢性期の陳旧性心筋梗塞の薬物治療の目標は，
  ● 梗塞再発，心不全，心臓死などの心血管イベントを防ぐこと
  ● 心筋虚血による症状をコントロールすること
  の2つ。
□ 狭心症状も心不全も軽微なら，長期予後を念頭においた治療が肝要。
□ 硝酸薬は，
  ● 末梢静脈拡張による前負荷軽減
  ● 末梢動脈拡張による後負荷軽減
  ● 冠拡張作用
  により，心筋虚血を軽減する。しかし，長期予後の改善に結びつくかは明らかではない。

二次予防に有効か？

□ 心筋梗塞急性期の硝酸薬の有用性を評価した無作為大規模試験として，GISSI-3 (Lancet 1994) と ISIS-4 (Lancet 1995) がある。GISSI-3では硝酸薬を6週間継続投与した。6週間後の死亡率は硝酸薬群6.5％，対照群6.9％と有意差はなかった。ISIS-4では硝酸薬を4週間継続投与して5週間後および1年後の死亡率を比較したが，5週間後の死亡率は硝酸薬群7.34％，対照群7.54％と同等であり，1年後も差を認めなかった。
□ これらの研究から，硝酸薬の急性期からの継続投与が予後改善にはつながらないことが示され，推奨されなくなった。
□ では，心筋梗塞慢性期の硝酸薬投与は二次予防効果があるのだろうか？ 約20年前の本邦の研究では，硝酸薬投与群621例と非投与群381例を18カ月間フォローしたところ，心血管イベントは硝酸薬投与群6.6％，非投与群3.1％と，むしろ硝酸薬が予後を悪化させていた (Ishikawa K. Jpn Circ J 1996)。
□ この結果からは，陳旧性心筋梗塞に硝酸薬を長期投与すると「損をする」ようであり，心筋梗塞二次予防ガイドライン (JCS 2006) では，虚血発作

や心不全のない心筋梗塞慢性期の硝酸薬（長期間作用型）投与はclass Ⅲ（benefit≦risk）とされた．しかし，PCIを受けている患者の割合が20％以下であった時期の観察を現在の診療に当てはめてよいかという疑問もある．
□ より最近の，HIJAMI（Yamaguchi T. Cardiovasc Drugs Ther 2008）やJACSS（Kojima S. Circ J 2007）では，propensity match scoreを用いて臨床背景をそろえた解析が試みられているが，心筋梗塞後の硝酸薬は慢性期の死亡率や心血管イベントに明らかな関与はなかった．このような知見から，JCS 2011のガイドラインでは心筋梗塞慢性期の硝酸薬投与はclass Ⅲから除外されたが，同時にclass ⅠやⅡにも記載はない．
□ 心筋梗塞後の患者の長期予後を改善するエビデンスがある薬剤として，アスピリンなどの抗血小板薬，スタチン，β遮断薬，ACE阻害薬などのレニン-アンジオテンシン系抑制薬などがあるなかで，硝酸薬は「損も得もない」立場になっている．

陳旧性心筋梗塞の心筋虚血に対する投与は？

□ 陳旧性心筋梗塞患者でも安定狭心症を伴うことはある．硝酸薬は心筋虚血発作を予防する．しかし，安定狭心症ならPCIによる血行再建が優先される．
□ もし事情があって陳旧性心筋梗塞後の安定狭心症に薬物で対処するなら，血管拡張薬やβ遮断薬などが選択肢に入る．硝酸薬も使われるだろうが，ニコランジルも選択できる．ニコランジルは，K^+チャネル開口作用と硝酸薬の作用を併せ持つ．陳旧性心筋梗塞を含む安定した狭心症において，症状も予後も改善した（IONA study group. Lancet 2002）．

［倉林　学］

22 虚血性心疾患の慢性期に欠かせない薬剤

虚血性心疾患

虚血性心疾患の慢性期における薬物療法の目的は？
□ 薬物は心筋梗塞再発・突然死・心不全死を予防する目的で、あるいは狭心症発作時にこれを緩解したり発作を予防する目的で投与する。前者にはアスピリン・β遮断薬・スタチン・ニコランジル・ACE阻害薬・ARBなど、後者は硝酸薬・ニコランジル・カルシウム拮抗薬・β遮断薬などがある。

抗血小板薬
□ アスピリンによる二次予防効果が証明されており、禁忌がなければ、アスピリン（81〜162mg/日）を可能な限り永続的に使用する。冠動脈ステント留置後は、アスピリンとチエノピリジン系抗血小板薬（チクロピジン200mg/日もしくはクロピドグレル75mg/日）の併用が行われる。

β遮断薬
□ 心筋梗塞の長期予後は、虚血イベント、心臓突然死を含む致死性不整脈、左室機能不全による心不全といった因子によって規定されるが、β遮断薬はこれらすべてに有効であり、二次予防に重要な位置を占める。
□ 心不全における大規模試験のエビデンスがあるβ遮断薬は、$β_1$選択性のメトプロロールとビソプロロール、β非選択性でα遮断作用と抗酸化作用をもつカルベジロールの3種類である。
□ $β_2$遮断作用は気管支攣縮を誘発するため、気管支喘息・慢性閉塞性肺疾患も原則禁忌である。β遮断薬が必要な場合は$β_1$選択性のものを用いる。
□ β遮断薬は陰性変力作用・陰性変時作用により、心不全を増悪させる危険性があるため、急性心不全および慢性心不全の急性増悪には禁忌となる。肺高血圧を伴う右心不全にも禁忌である。

レニン-アンジオテンシン系抑制薬
■ACE阻害薬
□ 多くの大規模臨床試験やメタアナリシスにより、ACE阻害薬は心筋梗塞

後の心血管合併症を減少させ生命予後を改善することが示されている。ま
た，急性心筋梗塞に対するACE阻害薬の早期投与の有用性も示されてい
る。特に心機能障害を有する患者では，低血圧などの禁忌がない限り早期
に投与すべきである。
☐ 中等度～高度の心血管リスクを有するときにも，ACE阻害薬の降圧を超
えた冠動脈疾患予防効果が示されている。心機能障害のない心筋梗塞患者
においても，高血圧の有無にかかわらず二次予防のためにACE阻害薬の
投与が勧められる。

■ ARB
☐ レニン-アンジオテンシン（RA）系は，心機能および腎機能を制御する主
なシステムである。ACE阻害薬・ARB・アルドステロン拮抗薬・直接的
レニン阻害薬は，異なるレベルにおいてRA系を抑制することから，いず
れも同様の効果を有する薬剤であると考えられてきた。
☐ しかし，降圧レベルを超えた臓器保護効果の有無に関しては，脳卒中・心
不全にはACE阻害薬・ARBともに降圧に依存した予防効果を示したが，
冠動脈疾患ではACE阻害薬がARBよりも降圧を超えた予防効果をもつと
考えられている。
☐ 心筋梗塞の二次予防においてはACE阻害薬の投与が推奨され，ARBは，
咳などの副作用のためACE阻害薬が使いにくい症例にのみ用いるのが妥
当と思われる。

脂質代謝異常改善薬
☐ 心筋梗塞後早期のHMG-CoA還元酵素阻害薬（スタチン）投与は，心血管
イベントを抑制する。スタチンがもつ抗酸化作用・抗血栓作用・血管内皮
機能改善作用・抗炎症作用・プラーク安定化作用などの，脂質低下以上の
作用が期待される。
☐ 高LDLコレステロール血症に対しては早期に投与を開始し，LDLコレス
テロール値<100mg/dLを目標にする。欧米では，超高リスク患者は
LDLコレステロール値≦70mg/dLまで低下させることも提唱されている。

ニコランジル
☐ ニコランジルは冠抵抗血管を拡張させ，冠血流量増加・冠微小循環改善の
作用をもつ。心筋虚血の発作予防効果が期待できる。

［那須野尚久］

23 心筋梗塞慢性期に運動すると寿命が延びるか？

虚血性心疾患

- 急性期を乗り越えた心筋梗塞症例では，一定の心機能低下を残して慢性期を迎える。心筋梗塞慢性期の経過に最も影響を与える要因は，冠動脈病変の再発と残存心機能である。心筋梗塞後の心臓リハビリテーションは，より早期から開始したほうが有効性が高い（表23-1）。

運動療法について

- 心臓リハビリテーションは一般的に運動療法と栄養指導などの患者教育を含むため，運動療法単独の効果の評価は難しい。患者教育と監視下運動療法を合わせたプログラム，運動療法のみのプログラム，患者教育と非監視下運動療法を合わせたプログラムの効果は同等である。
- 心筋梗塞慢性期の運動療法は，心臓死と再梗塞を減少させる。
- 適切な運動療法の設定のため，開始時に心肺負荷試験が行われるべきである。運動療法における心肺負荷試験の意味を表23-2に示す。
- 筋力トレーニングも骨格筋の強度を増加させ，心筋梗塞後の心血管イベント予防に効果がある。筋力トレーニングは，有酸素運動とともに行うことが重要である。
- 心筋梗塞後の運動療法は安全である。AHAから，6万～8万患者・時間に1件の心血管合併症（心臓死，心筋梗塞）が生じると報告されている

表23-1 虚血性心疾患の離床順序（例）

Stage 1	絶対安静
Stage 2	ギャッジアップ（30°，45°，60°）
Stage 3	端座位
Stage 4	立位（5分間）
Stage 5	1分間連続歩行
Stage 6	2分間連続歩行×2セット
Stage 7	6分間歩行（快適ペース）
Stage 8	6分間歩行（努力ペース）

＊病態に応じて同日にstageをいくつか実施することも可。

表23-2　心肺負荷試験の目的

①虚血性心疾患や不整脈，運動誘発性喘息など，呼吸器系も含めた疾病の診断および重症度判定
②治療効果判定
③病態生理の評価
④運動処方の決定
⑤運動療法の評価
⑥予後の推定

（Thompson PD. Circulation 2007）。

冠動脈病変の再発予防に対する運動の効果

□ 運動により，血圧は低下し，耐糖能は改善する。脂質異常については，HDLコレステロールの上昇と中性脂肪の低下は確立されているものの，LDLに対する運動の効果は必ずしも一様ではない。運動によりLDLが低下するという報告と，変わらないという報告がある。

□ 運動により心筋シンチグラフィでの冠灌流が改善する。しかし，冠動脈疾患に対する種々の介入方法を冠動脈造影によって評価した試験では，いずれの試験においても冠動脈内腔の拡大はわずかであった。したがって，冠動脈内腔拡大による冠灌流の改善効果は小さい。

□ 冠灌流は，器質的狭窄病変のみならず，内皮細胞などの機能によって規定される。狭窄度に変化がなくても，冠拡張機能が改善されることで冠灌流は改善する。

□ 運動耐容能の改善により，同じ運動強度であっても心拍数や血圧の上昇が抑えられることから，心仕事量は低下する。

心機能に対する運動の効果

□ 慢性心不全症例に対する運動療法により，全死亡と全入院症例が減少するという報告と，統計学的有意差を生じないとする報告がある。境界領域程度の有効性はあるだろう。

□ 運動療法は，心筋梗塞後の左室リモデリングに対して有効であることが示されている（Haykowsky M. Trials 2011）。心筋梗塞発症後により早期から開始し少なくとも3カ月以上継続した症例で，最も有効であった。

□ 運動療法によって，心機能のみならず分時換気量などの呼吸機能が改善し，慢性心不全が改善する。運動療法は末梢血管抵抗を低下させる。

［七里　守］

24 少しのお酒は心血管系疾患のリスクを下げるというのは本当か？

虚血性心疾患

- □ 喫煙が心血管系疾患の重要な危険因子であることは，よく知られている。では，飲酒は？
- □ お酒にはいろいろな種類があり，医学的にはエタノール量か純アルコール量として評価を行う。WHOの報告では，日本の1人当たりのアルコール消費量は平均15.4g/日。2011年の日本人の酒類消費量は10年間で10%減少している。米国の平均アルコール消費量は20g/日。米国CDCの飲酒量の定義を表24-1に示す。
- □ アルコール摂取量にはJカーブ現象がある（Thun MJ. N Engl J Med 1997）。大量飲酒者は，いずれの疾患でも非飲酒者より問題が生じる。

少しのお酒は百薬の長か？

- □ 少量の飲酒者は非飲酒者と比較して，心血管死のリスクが男性で30%，女性で40%低下した。心筋梗塞既往者でも同様の結果であった。少量の飲酒は，男女とも冠動脈疾患を30〜40%減少させる。
- □ 慢性飲酒は血圧上昇をきたす。一方，アルコール摂取制限により血圧は低下する。しかし，高血圧患者であっても，少量のアルコール摂取により心血管死や心筋梗塞が減少する。
- □ 脳血管障害については，少量のアルコール摂取により，脳梗塞が減少し，脳出血が増加する。欧米では全体として脳血管障害は減少するとされるが，本邦では出血性脳血管障害が多いことから，有効とは言い切れない。

表24-1 飲酒量の定義

	男性	女性
少量飲酒	1日2杯未満	1日1杯未満
大量飲酒	1日2杯以上	1日1杯以上
過剰飲酒	1日4杯以上（2時間以内）	1日3杯以上（2時間以内）

1杯は，アルコール量14g。ビールで約330mL，ワインで約140mLにあたる。これらは飲酒量の平均値ではなく，毎日上記容量を超えないことが求められる。

- 末梢血管病は減少することが報告されている。
- 少量の飲酒が非飲酒者や大量飲酒者よりも心血管病に良いことは多くの報告の一致するところだが，至適アルコール摂取量は確立されておらず，少量の飲酒と定義されている上限量よりも低いと考えられている。
- French paradoxという有名な言葉がある。ワインが心血管疾患予防効果を有するという報告である。しかし医学的には，お酒の種類による心血管疾患への影響の差異は明らかではない。

なぜ，お酒が心血管疾患を予防するのか？

- 飲酒の危険因子に及ぼす影響としては，HDLコレステロール上昇と耐糖能の改善が挙げられる。心血管病に対する飲酒の影響を評価した研究では，心血管病予防効果に一致してHDLコレステロール上昇が認められる。HDLコレステロールは，飲酒により約10％上昇する。
- アルコール摂取によりインスリン感受性が改善するため，血糖値は変わらないが，血中インスリン濃度が低下する（Davies MJ. JAMA 2002）。少量の飲酒により2型糖尿病発症が予防される。
- アルコールには，抗酸化作用・抗血栓作用・抗炎症作用があるとする報告がある。抗血栓作用では，飲酒により血小板凝集が抑制され，プロスタサイクリン濃度とtPA活性が上昇し，フィブリノーゲン・PAI活性が減少する。抗炎症作用としては，少し飲酒するほうが，まったく飲酒しないよりもIL-6とCRPが低値であったとする報告もある（Volpato S. Circulation 2004）。
- アルコールによる心疾患として，アルコール性心筋症がある。アルコール性心筋症を発症するエタノール摂取量の閾値は定まっていないものの，少し飲むという程度では発症しない。心不全症例における飲酒についても，少量の飲酒者のほうが非飲酒者よりも心血管病の予後が良い。
- 少量の飲酒が心房細動を誘発することは証明されていない（Kloner RA. Circulation 2007）。

飲酒が健康に良いと結論する際に注意すること

- 飲酒量は，未婚男性率や男性自殺者数と正の相関を示し，貯蓄額と負の相関を示す。少しの飲酒というのは，安定した社会的立場や経済状態にあることを示しているかもしれない。アルコール依存症にならない精神的強さを示すものであるかもしれない。
- 飲酒に関する研究が有する問題点として，観察型研究が中心であること，介入型研究ではほとんどが短期間の介入にとどまることが挙げられる。飲酒は長期間にわたる嗜好であることから，科学的方法論の限界がある。

［七里　守］

25 高尿酸血症は動脈硬化性疾患の危険因子か？

虚血性心疾患

尿酸とは？
- □ プリン体は核酸（DNA，RNA）やアデノシン三リン酸（ATP），グアノシン一リン酸（GMP）として生体内で利用される．役割を終えたプリン体は，最終的にキサンチン酸化酵素（xanthine oxidase：XO）によりヒポキサチン（HX）→キサンチン→尿酸へと酸化され，尿中に排泄される．
- □ このプリン代謝は地球上のほとんどの生物に共通してみられる最も古い代謝経路の1つで，最終産物が脊椎動物間で異なる酵素欠損現象（enzymaphoresis）がみられる．
- □ 尿酸は塩分量・血圧を保持し，血圧上昇作用，脂肪を蓄える生理活性を有する．ヒトは飢餓や低塩分を生き抜くため，進化の過程で尿酸分解酵素（uricase）を捨てた．そのため，ヒトでは尿酸がプリン代謝の最終産物として体内に貯留する．下等な霊長類や多くの哺乳類は尿酸分解酵素を有し，尿酸の体内蓄積量は極めて低い．
- □ ヒトでは通常，尿酸体内プールは1,200 mg程度であり，腎により1日500 mg程度が排泄される．産生過剰による体内プールの増加，腎排泄量低下などにより，産生と排泄のバランスが崩れて高尿酸血症となる．

高尿酸血症と動脈硬化性疾患
- □ 高尿酸血症の成因には，遺伝的因子や，疾患・生活習慣による環境因子がある．日本でも1960年頃から食生活の欧米化に伴って急速に増加しており，現在では成人男性の20～25％，成人女性の3～5％（閉経前女性では1％）に認められる．
- □ 高尿酸血症患者の約8割に高血圧・肥満・耐糖能異常・脂質異常症などの合併がみられ，高尿酸血症がこれらの生活習慣病の危険因子であることは様々な臨床研究により示されている．さらに高血圧・糖尿病・脂質異常症の患者を対象とした検討において，高尿酸血症が心血管合併症発症の危険因子であることも確認されている．
- □ 高尿酸血症が動脈硬化性疾患の危険因子である可能性はあるが，独立した

リスクマーカーであるかについては，治療による尿酸値低下で心血管イベントを抑制できるか否かの大規模介入臨床試験の報告がなく，最終的な結論には至っていない．
□ 一方で，近年，尿酸が血管内皮機能障害などの系を介して動脈硬化を促進する機序が明らかになっている．
□ 高尿酸血症による動脈硬化発症の機序についての報告には，以下のものがある．
　①尿酸値の上昇により結晶化した尿酸ナトリウム結晶が数々の炎症性メディエーターを活性化し，血管透過性の亢進と多形核白血球の浸潤が起き，発生した活性酸素が組織傷害性に働いて，動脈硬化を引き起こす．
　②生体内で尿酸を産生する唯一の酵素であるキサンチン酸化酵素は，生体の様々な臓器の発現している活性酸素種産生系の1つである．プリン代謝においては，ヒポキサチンを尿酸に酸化する際に活性酸素を発生させる．尿酸は生体内物質のなかでも最も強力な還元作用をもつ抗酸化物質であり，通常はこの活性酸素を消去しているが，高尿酸血症ではこの活性酸素が相対的に増加し，様々な機序により血管内皮障害を惹起する．
　③腎の糸球体で濾過された尿酸は，近位尿細管に発現する膜蛋白である尿酸トランスポーターによって再吸収を受ける．この尿酸トランスポーターが血管平滑筋細胞・血管内皮細胞・脂肪細胞などにも発現していることが明らかとなった．高尿酸血症による尿酸トランスポーターの活性化に伴って生じる各組織細胞内での尿酸濃度上昇が，心血管系の障害に関与する可能性がある．
□ 今後，心血管疾患の発症リスクを減少させるために，高血圧・糖尿病・脂質異常症などの動脈硬化性疾患と同様に，高尿酸血症の治療についての見解が確立されることが期待される．

［稲葉　秀子］

26 高尿酸血症治療薬の使い方

虚血性心疾患

高尿酸血症の病型分類
☐ 高尿酸血症は,尿酸の産生量が増加する「尿酸産生過剰型」と,尿中尿酸排泄量の低下する「尿酸排泄低下型」,および両者の混在した「混合型」に分類される.日本人は約6割が尿酸排泄低下型である.病型の診断は,治療開始前に尿酸産生量および排泄能を測定することで診断できる.
- 尿酸産生量は直接定量が困難なため,尿中尿酸排泄量から推測する.尿酸排泄能は尿酸クリアランスおよびクレアチニンクリアランス(Ccr)を測定する(表26-1).
- これらの測定は,外来では通常,蓄尿60分法で行う.
- 尿中尿酸排泄量が0.51 mg/kg/hrより多ければ「尿酸産生過剰型」.尿酸クリアランス低下例では,尿中尿酸排泄量(mg/kg/hr)>[0.03×尿酸クリアランス(mL/min/m^2)×0.325]を尿酸産生過剰型とする.
- 尿酸クリアランス<7.3 mL/minのときは尿酸排泄低下型と診断する.

治療基準
☐ 高尿酸血症の治療の第一は生活習慣の改善である.痛風発作または痛風結節のある症候性高尿酸血症患者が薬物治療の主な対象者であった.
☐ 2002年に日本痛風・核酸代謝学会から出された「高尿酸血症・痛風に関するガイドライン」は,各国のガイドラインの先駆けとなった.その後,高

表26-1 尿中尿酸排泄量と尿酸クリアランスの算出法

$$\text{尿中尿酸排泄量 (mg/kg/hr)} = \frac{\text{尿中尿酸濃度 (mg/dL)} \times \text{60分間尿量 (mL)}}{100 \times \text{体重 (kg)}}$$

$$\text{尿酸クリアランス (mL/min)} = \frac{\text{尿中尿酸濃度 (mg/dL)} \times \text{60分間尿量 (mL)}}{\text{血清尿酸濃度 (mg/dL)} \times 60} \times \frac{1.73}{\text{体表面積 (m}^2\text{)}}$$

尿酸血症と心血管疾患やメタボリックシンドロームとの関連についてのエビデンスが集積され，2010年に改訂されている。
- □ 欧米のガイドラインとは異なり，本邦のガイドラインの治療適応には無症候性のものも含まれる。以下にその概要を示す。
    - ①症候性高尿酸血症は，尿酸値のレベルを問わず薬物治療を開始し，血清尿酸値は6.0 mg/dL以下に維持する。
    - ②無症候性高尿酸血症なら，尿路結石を含む腎障害や高血圧，虚血性心疾患，糖尿病，メタボリックシンドロームなどの合併症を有するときは血清尿酸値8.0 mg/dL以上で薬物治療を考慮する。合併症がない場合は9.0 mg/dL以上を対象とする。
- □ 血清尿酸値のコントロールによって総死亡相対リスクが低下するかどうかはまだ明らかではないが，高尿酸血症は痛風の基礎疾患であるばかりでなく，高血圧や腎疾患・心血管疾患の発症・進展と密接に関係する。このことからも，無症候性高尿酸血症においても予後に関与する合併症の発症予防を目的とする治療は必要と思われる。

尿酸降下薬の種類と作用機序

- □ 尿酸降下薬には尿酸生成抑制薬と排泄促進薬がある。
- □ 本邦で使用できる高尿酸血症治療薬は，尿酸生成抑制薬3種類（フェブキソスタット，トピロキソスタット，アロプリノール）と，尿酸排泄促進薬3種類（プロベネシド，ブコローム，ベンズブロマロン）があり，その副作用を回避するため，高尿酸血症の病型に基づいて選択する。
    - ● 尿酸生成抑制薬：尿酸産生過剰型や，尿路結石の既往ないし保有者，中等度以上（Ccr，推算GFR＜30 mL/min/1.73 m^{2}または血清クレアチニン値≧2.0 mg/dL）の腎機能障害が適応となる。
    - ● 尿酸排泄促進薬：尿酸排泄低下型に適応され，尿路結石ができないように尿アルカリ化薬を併用する。
- □ 治療経過中に次第に治療反応性が低下するときは，薬剤のアドヒアランス低下や食生活の変化だけでなく，高血圧や腎不全などの進行も考えられる。約2週間の休薬後，病型の再評価も考慮する。

尿酸値は低いほどよいのか？

- □ 血清尿酸値と心血管イベント発症リスクとの関係にはJカーブ現象がみられ，男性≦4.5 mg/dL，女性≦3.2 mg/dLで心血管イベント発症リスクが高くなることが報告されている（PIUMA STUDY：Verdecchia P. Hypertension 2000）。

［稲葉 秀子］

27 筋小胞体の仕事は何か？

心不全

- 心臓を動かしているのはカルシウムイオン（Ca^{2+}）。このCa^{2+}の心筋細胞内濃度を調節しているのが筋小胞体（図27-1）。
- 筋小胞体は骨格筋や心筋などの筋肉細胞にあるCa^{2+}を貯蔵している細胞内小器官（図27-2）。興奮（脱分極）すると細胞質にCa^{2+}を放出し筋収縮を促す。拡張期に筋線維から遊離した細胞質のCa^{2+}を回収する。

興奮収縮連関とCa^{2+}の流れ

- 電気的興奮に引き続き収縮するという物理現象を繰り返す過程を，心筋興奮収縮連関（excitation-contraction coupling）と呼ぶ。
- 興奮収縮連関中のCa^{2+}の流れは，①→④の順番で起こる（図27-1）。
  ①筋L型Ca^{2+}チャネル活性化→
  ②Ca^{2+}が細胞外から流入してリアノジン受容体（RyR）に結合し，筋小胞

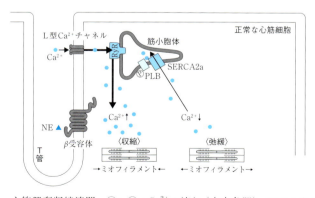

図27-1 心筋興奮収縮連関。①～④：Ca^{2+}の流れ（本文参照）。PLB：ホスホランバン，RyR：リアノジン受容体，SERCA：筋小胞体Ca^{2+} ATPase。（村川裕二，他．循環器病態学ファイル 第2版．メディカル・サイエンス・インターナショナル，東京，p.201より転載）

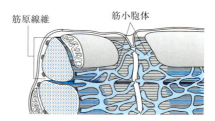

図27-2 筋小胞体の細胞内分布。筋小胞体に袋状で，筋原線維を取り囲むように存在している。

体から大量のCa^{2+}を細胞質に放出（Ca^{2+}-induced Ca^{2+} relase）→
③収縮蛋白に結合し，心筋収縮→
④筋小胞体Ca^{2+} ATPase（SERCA）を介したCa^{2+}の再取り込み，またはNa^+-Ca^{2+}交換機構により細胞外へと汲み出される（拡張期）

□ アクチンやミオシンなどの筋線維による心筋収縮は，筋小胞体から放出されたCa^{2+}により制御される。筋小胞体へのCa^{2+}取り込みによって，筋線維からのCa^{2+}遊離も制御される。

交感神経刺激時（頻脈時）のCa^{2+}動態

□ 交感神経刺激によりβ受容体-プロテインキナーゼA（PKA）-cAMPシグナル伝達が活性化し，心臓の収縮力と脈拍が増加する。。

□ このシグナル伝達の亢進により，L型Ca^{2+}チャネル，RyR，SERCAの活性が増加する。L型Ca^{2+}チャネルとRyRの機能が促進すると，Ca^{2+}-induced Ca^{2+} relaseが増強し，収縮力が増加する。

□ SERCAは，ホスホランバンによって負の制御を受けている。PKA系はホスホランバンを不活化するため，二次的にSERCA活性が増加し，筋小胞体へのCa^{2+}取り込みが増加する。これにより，短時間でCa^{2+}を筋小胞体に取り込むことが可能となる。

筋小胞体の機能異常で何が起こるか？

□ 筋小胞体の機能異常は，RyRとSERCAの機能異常に大別される［28章も参照］。
- RyRの機能異常：RyRの突然変異は筋小胞体から細胞質へのCa^{2+}放出を増加し，細胞内がCa^{2+}過負荷状態となって心室頻拍を誘発する。
- SERCAの機能異常：心不全ではSERCAの発現が低下し，筋小胞体へのCa^{2+}取り込みが低下する。収縮機能低下をきたすだけでなく，拡張期に細胞内Ca^{2+}濃度が十分に低下せず，拡張不全をもたらす。

［村田 光繁］

28 カルシウム過負荷とはどういう状態か？

心不全

Ca^{2+}過負荷とは？
- 心筋細胞は収縮と拡張を繰り返しており，細胞内Ca^{2+}濃度は$0.1\,\mu M$（拡張期）〜$1\,\mu M$（収縮期）の範囲で心周期中にダイナミックに変化している（細胞外Ca^{2+}濃度は$2.5\,mM$程度）。「Ca^{2+}過負荷」は，細胞内Ca^{2+}濃度が上昇して細胞に障害が起き得る状態を指す。
- Ca^{2+}過負荷は通常，拡張期の細胞質Ca^{2+}濃度上昇を意味する。$10\,\mu M$では細胞障害が起こり，$100\,\mu M$では不可逆的な障害となる。
- Ca^{2+}過負荷は，細胞外からのCa^{2+}流入増加または筋小胞体の機能異常によって起こる。心不全の代償的な現象であり，不整脈発生の原因ともなる。

Ca^{2+}過負荷はどうして生じるか？
- 筋小胞体からのCa^{2+}漏出
  - リアノジン受容体（RyR）の機能異常：RyRは，収縮期にCa^{2+}-induced Ca^{2+} releaseにより大量のCa^{2+}を細胞質に放出して心筋収縮のトリガーとなる一方で，拡張期には休止している。RyR機能異常では，拡張期にRyRが異常に活性化し，Ca^{2+}が細胞質に漏出する。
  - 細胞外からのCa^{2+}流入増加：ジギタリス服用やNa^+-Ca^{2+}交換機構の異常により細胞外から細胞内へのCa^{2+}流入が増加すると，筋小胞体内のCa^{2+}濃度が上昇する。結果としてRyRが活性化し，拡張期に筋小胞体からのCa^{2+}漏出が起こる。
- 筋小胞体のCa^{2+}再取り込み低下
  - 筋小胞体Ca^{2+} ATPase（SERCA）の機能異常：拡張期に筋小胞体へのCa^{2+}再取り込み速度が低下すると，左室弛緩障害による拡張不全をきたす。細胞質内Ca^{2+}濃度が上昇する。筋小胞体Ca^{2+}濃度が低下するため，収縮力低下につながる。

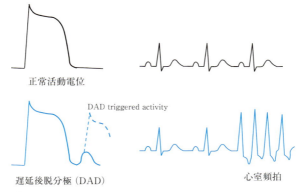

図28-1 Ca^{2+}過負荷による異常興奮

Ca^{2+}過負荷で起きること

☐ 不整脈

　細胞内Ca^{2+}過負荷は，再分極直後に小さな膜電位振動を発生させる。これは「遅延後脱分極（DAD）」と呼ばれ，不整脈の原因となる（図28-1）。さらに，拡張期の細胞内Ca^{2+}濃度上昇によりRyRの異常発火が起こり，局所的なCa^{2+}濃度上昇がウェーブ状に伝搬する現象が起こる。これは「Ca^{2+}ウェーブ」と呼ばれ，心筋の異常興奮をきたす。

☐ 心不全（心機能低下）

　拡張期に細胞内Ca^{2+}濃度が上昇すると，収縮蛋白のCa^{2+}感受性や遊離が低下し，収縮不全や拡張不全をきたす。また，細胞内Ca^{2+}濃度が高度に上昇すると，心筋細胞死をもたらし，心不全を助長する。

[村田 光繁]

29 拡張のことがなぜ注目されるのか?

心不全

- □ 心不全といえば「起座呼吸,胸部X線で肺うっ血,心エコーで左室の収縮が低下した状態」をイメージさせる。しかし,心不全の40～50%は左室駆出率(LVEF)が正常であり,左室拡張不全によるものである。
- □ 厳密には「左室駆出率が保持された心不全(HFpEF)」=「拡張性心不全」ではないが,ほぼ同義に用いられる。拡張性心不全は収縮性心不全と予後が変わらない(Senni M. Circulation 1998)ため,左室拡張不全という病態が注目されるようになった。

左室拡張機能とは?

- □ 風船とサッカーボールを膨らませるのに,どちらが空気を強く送る必要があるだろうか? 左室拡張機能の良し悪しは「いかに左室内圧を上げずに左室に血液を充満(拡張)できるか」を考えれば理解しやすい。
- □ 左室拡張機能を規定する因子として,左室弛緩能と左室スティフネス(硬さ)がある(表29-1)。左室弛緩はエネルギーを必要とする。一方,左室スティフネスは左室拡張期伸展性に依存し,心筋細胞自体の拡張能に加えて細胞外マトリックスの影響も受ける。

表29-1 左室拡張機能障害の病態生理と病因

1. 左室弛緩の低下
   弛緩遅延:肥大心,虚血性心疾患
   不完全弛緩:肥大心,狭心症発作時
   硬縮:組織低酸素状態
2. 左室スティフネスの増大
   左室壁厚:圧負荷肥大心,肥大型心筋症
   壁の組成:アミロイドーシス,ヘモシデローシス,OMI,DCM,浮腫
3. 左室外からの機械的圧迫
   心膜:収縮性心膜炎,心タンポナーデ
   右室:右室負荷,右室梗塞,冠動脈緊満,腫瘍,胸腔内圧上昇

DCM:拡張型心筋症,OMI:陳旧性心筋梗塞。

表29-2 拡張性心不全の臨床的特徴

臨床的特徴		収縮性心不全	拡張性心不全
病歴	性別	男性＞女性	男性＜女性
	高齢	+	++
	高血圧歴	+	++
	肥満	+	++
	COPD	±	+
	心筋梗塞の既往	++	+
身体所見	Ⅲ音	+	±
	Ⅳ音	±	+
	頸静脈怒張	+	±
胸部X線	肺うっ血	++	++
	心拡大	++	+
心電図	異常Q波	++	+
	左室肥大	+	++

確定診断には，心エコー，核医学検査，左室造影などが必要。
(後藤葉一．拡張期心不全の病態と予後．Therapeutic Research 2006；27：1522-30より許可を得て転載)

拡張性心不全の特徴
□ 拡張性心不全の危険因子として，女性・高齢・高血圧などが知られている（表29-2）。
□ 収縮期には十分に駆出しているものの，充満時に左室拡張期圧が上昇して左房圧・肺静脈圧の上昇をきたし，肺うっ血や肺水腫を生じる。

左室拡張不全の診断
□ 心不全症状やBNP高値。
□ 左室収縮機能は正常，または症状を呈するほど低下していない（LVEF≧55％）。
□ 左室拡張機能障害（左室充満圧上昇）を支持する所見は，
　● 心臓カテーテル検査による左室圧曲線
　● 心エコー検査：左室流入血流速度波形，組織ドップラー法，肺静脈血流波形など

［村田 光繁］

30 HFpEF, HFrEFとは何か？

心不全

HFpEFとHFrEF

- [ ] heart failure with preserved ejection fractionを略してHFpEF（「ヘフペフ」と読む）。2006年のCirculationにBorlaugらが載せた論文が一番古いようだ。「心室の収縮力が保たれているにもかかわらず生じる心不全」を指す。従来からの心室の収縮力低下による心不全はheart failure with reduced ejection fraction，略してHFrEFと呼ぶ。
- [ ] HFpEFが心不全の4〜5割を占めるという説もあるが，個人的な印象ではそこまでは多くない。どのくらいの頻度で遭遇するかは，診療対象の年齢分布にも左右されるだろう。
- [ ] 心室の収縮が良いのに，なぜ心不全になるのだろうか？ 基本は左室の拡張不全だ。収縮が良くても拡張が不調になると，左房から左室への血液充満が円滑さを失い，左房圧が上がる。徐々に左房が拡張し，肺うっ血が生じる。
- [ ] 図30-1の左図がHFpEFのイメージである。左室の筋肉が厚めになり，硬化して，収縮は良好でも拡張が悪くなる。右図が従来の収縮不全，つま

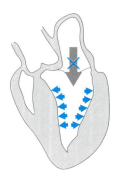 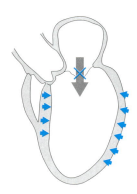

図30-1　HFpEF（左）とHFrEF（右）

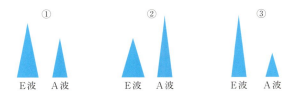

図30-2　左室拡張機能とE/A

りHFrEFのイメージである。収縮不全は左室拡張期圧を上昇させ，左房から左室への血液流入が悪くなる。

拡張障害の評価
- 僧帽弁口の血流速波形をパルスドップラーで評価すれば，拡張障害を評価できる。受動的な左室への充満を表すE波と，その後の心房収縮を表すA波を組み合わせて判定する。簡単に言えば，
  ①E波の高さ＞A波の高さ……左室拡張機能正常
  ②E波の高さ＜A波の高さ……左室拡張機能異常
  ③E波の高さ＞A波の高さだが，E波がA波の2倍以上高く，E波の幅が狭い……左室拡張機能異常でさらに左房圧が上がっている
  ことになる（図30-2）。
- 組織ドップラーが使えればさらに情報が多い。僧帽弁口血流速波形のE波と組織ドップラーの僧帽弁輪移動速度を表すe′（「イープライム」と読む）を組み合わせて判定する。この検査法の良いところは，A波が出ない（心房収縮がないので）心房細動でも判定できることと，偽正常という解釈を難しくする波形がないことだ。
- より簡単に拡張障害を見つけるヒントは，左房の大きさである[2章参照]。傍胸骨長軸で見て，大動脈径より左房が大きければ拡大が疑われる。左房拡大は長期の左室拡張障害を示唆する。僧帽弁逆流や慢性心房細動による左房拡大がないときにのみ参考となる。
- 厳密には，HFpEFは左室拡張障害と同義ではない。大血管の弾性低下や左房収縮機能の低下など左室以外の因子も関与する。
- HFpEFの予後は，HFrEFと同等とする報告が多い。有効な治療についても明解なエビデンスはない。

[油布　邦夫]

31 血管不全とは？

心不全

血管不全とは？
- 血管不全（vasucular failure）とは，動脈硬化疾患をごく初期の段階から包括した概念である。高血圧・糖尿病・脂質異常症・喫煙などの古典的な動脈硬化の危険因子や，メタボリックシンドローム・慢性腎臓病・閉塞性睡眠時無呼吸といった新たな動脈硬化の危険因子を有することにより，動脈硬化の初期段階である血管内皮機能障害が生じる。
- さらに，炎症や酸化ストレス，局所のレニン-アンジオテンシン系の活性化に代表される血管代謝異常などの病態が絡み合い，血管平滑筋細胞が増殖する。
- また，血管壁が肥厚することで血管内腔に狭窄や石灰化をきたし，血管壁にプラークも形成され，さらにこのプラークの不安定化と破綻により心筋梗塞や脳卒中などを発症する。
- 危険因子から心血管イベントに至る様々な病態は，これまでは個別に議論されていた。これら血管内皮機能不全・血管平滑筋機能不全・血管壁代謝不全を包括したものが，2006年に野出・井上らが提唱した「血管不全」という概念である。

心不全における血管不全
- VictorとBraunwaldは1991年にcardiovascular continuum（高血圧や糖尿病などの危険因子の存在が引き金となって動脈硬化や左室肥大などが進行し，心筋梗塞・リモデリング・心不全などが生じて，やがて死に至る）という概念を発表し，心血管疾患を理解するうえで重要な概念として注目された。
- そのなかでも，血管不全が重要な役割を担っており，これを適切に評価することは，心不全への進展を防ぐための重要な指標となる。

血管内皮機能不全とは？
- 正常な血管内皮は，血管の拡張と収縮，血管平滑筋の増殖・抗増殖作用，

凝固・抗凝固作用，炎症・抗炎症作用，酸化・抗酸化作用を有しており，これらのバランスによって血管トーヌスや血管構造の調整・維持に働いている。
□ このため，血管内皮機能障害が生じると，血管収縮・凝固亢進・線溶系低下・炎症・細胞接着の方向へバランスが傾き，単球接着・血管壁遊走・マクロファージへの分化・サイトカインの放出などを介して，血管平滑筋細胞が増殖，粥状硬化が進展し，動脈硬化は進行する。
□ 血管内皮機能不全は血管不全の最も初期段階の異常であり，動脈硬化症の準備状態を意味する。

■評価方法
□ 最も普及している血管内皮機能評価法はflow-mediated vasodilatation（FMD）である。
□ 収縮期圧よりも高い圧で一定時間（5分）駆血し，解放するときの上腕動脈血管径の変化率を%FMDで表す。導管血管レベルでの血管内皮機能を反映する検査として行われている。

血管平滑筋機能不全の評価は？
□ 血管平滑筋機能不全は2つに分類される。1つは血管平滑筋の弛緩不全，もう1つは平滑筋細胞の増殖である。平滑筋細胞増殖は冠動脈ステント再狭窄や，頸動脈の内膜・中膜複合体厚（intima media thickness：IMT）肥厚で示されることから，再狭窄や頸動脈IMTは血管平滑筋機能不全評価法の1つである。
□ また，血管弾性（コンプライアンス）の評価法に脈波伝播速度（pulse wave velocity：PWV）がある。心臓の血液駆出によって発生する脈波は動脈内を末梢へと伝播するが，その速度は，動脈が硬いほど，内腔が細いほど，壁が厚いほど，速い。

血管壁代謝不全の評価は？
□ 血管機能は，交感神経終末からのノルアドレナリン放出や，レニン-アンジオテンシン系など様々な神経体液性因子によって調節されている。血管代謝は，これら血管ホメオスターシスの調整しているすべての系を含む。
□ 炎症や酸化ストレス，神経体液性因子などのバランスが崩れて起こる血管代謝不全の明確な指標はまだない。しかし，炎症のマーカーである高感度CRPが高値であることが，心血管イベントの予知因子である。

[那須野尚久]

32 Stevenson/Nohriaの分類は何の役に立つか？

心不全

□ Stevenson/Nohriaのhemodynamic profileは心不全の病型分類に用いられる（Nohria A. J Am Coll Cardiol 2003）。身体所見からうっ血と低灌流の有無を推察する（図32-1）。本来は慢性心不全を念頭においた分類だが，急性心不全の初期治療においても，次章で述べるクリニカルシナリオとともに有用な概念である。

□ 心不全の初期治療をイメージすると……
　①症状と全身状態を確認
　②血圧・SpO$_2$・心拍数を確認。この段階で酸素投与を開始。起座呼吸など症状が強ければ，非侵襲的陽圧人工呼吸（noninvasive positive pressure ventilation：NPPV）や気管挿管が必要になることもある。
　③詳細な身体診察。人手があれば同時に静脈ラインを確保する。
　　a. 胸部聴診
　　b. 四肢の触診（四肢の冷感・浮腫を確認する）
　　c. 頸静脈怒張を確認
　　d. 眼瞼・眼球結膜の観察
　　e. 腹部の聴診・触診

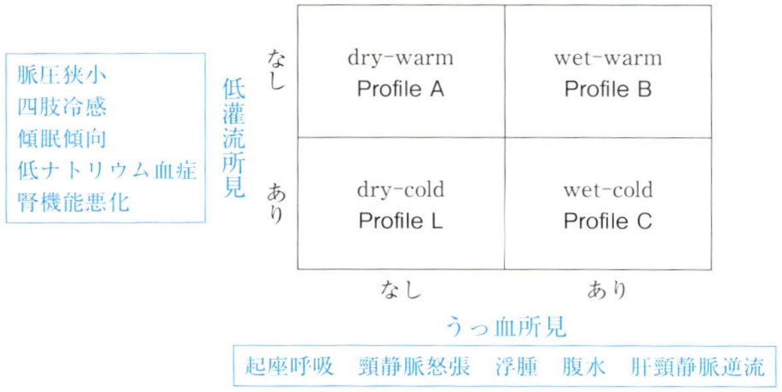

	うっ血所見なし	うっ血所見あり
低灌流所見なし	dry-warm Profile A	wet-warm Profile B
低灌流所見あり	dry-cold Profile L	wet-cold Profile C

低灌流所見：脈圧狭小／四肢冷感／傾眠傾向／低ナトリウム血症／腎機能悪化
うっ血所見：起座呼吸　頸静脈怒張　浮腫　腹水　肝頸静脈逆流

図32-1　Stevenson/Nohriaの分類によるhemodynamic profile

□ 動脈血採血・心エコーは，診療の手順から考えると優先順位は高くない。心エコーは描出困難なこともあるため，X線撮影を優先させるべきである。①〜③の情報をStevenson/Nohriaの分類にあてはめると，起座呼吸からうっ血の有無が，脈圧狭小化から低灌流の有無が推察される。③の肺ラ音・頸静脈怒張からうっ血所見の有無，四肢の冷感により低灌流の有無を知ることができる。
□ 腹水・肝頸静脈逆流・低ナトリウム血症の有無，腎機能悪化もStevenson/Nohriaの分類に用いられる。頸静脈怒張は内頸静脈での評価が望ましいが，ときに観察しづらい。
□ 急性心不全の治療薬は，「血管を拡張させる薬」「強心作用のある薬」「利尿効果のある薬」に分けて考えるとわかりやすい。あえて「血管拡張薬」「強心薬」「利尿薬」としなかったのは，PDE Ⅲ阻害薬は血管拡張作用と強心作用，カルペリチドは血管拡張作用と利尿作用という具合に，複数の効果をもつ薬剤があるからである。
□ Profile B：うっ血があるが，心拍出量は維持されている。血管拡張作用のある硝酸薬の適応。溢水があれば，ループ利尿薬やカルペリチドを加える。血圧が高くなければ，カルペリチド単剤でもよい。
□ Profile L：低心拍出の状態であり，適切な補液と，強心作用のあるドブタミンの適応。ドブタミンは強心作用のほかに血管拡張作用も有するが，PDE Ⅲ阻害薬に比べれば血管拡張作用は弱く，初期治療の段階では単純に「強心作用のある薬」と理解できる。
□ Profile C：低心拍出とうっ血の両方の病態がある。「強心作用のある薬」「血管を拡張させる薬」の2つの効果を併せ持った薬，すなわちPDE Ⅲ阻害薬が良い適応だろう。ただし，PDE Ⅲ阻害薬は血管拡張作用が強いため血圧が過度に低下する恐れがある。まずはドブタミンを投与し，十分なモニタリングが可能になった段階でPDE Ⅲ阻害薬を追加するのが無難である。Profile Cでは，薬物療法だけでなくIABP（intra-aortic balloon pumping）やPCPS（percutaneous cardiopulmonary support）などの補助循環も必要かもしれない。
□ 「血管拡張作用のある薬」として硝酸薬・カルペリチド・PDE Ⅲ阻害薬が挙げられるが，最初のうちは下のように大雑把に覚えることをお勧めしたい。
　● 硝酸薬：静脈の拡張作用が強く前負荷を下げる→うっ血の場合
　● カルペリチド：利尿作用もあるため前負荷を下げる→うっ血の場合
　● PDE Ⅲ阻害薬：動脈の拡張作用が強く後負荷を下げる→低心拍出の場合

［伊波　秀］

33 クリニカルシナリオ—急性心不全患者の血圧は何を意味する？

心不全

- □ クリニカルシナリオ（CS）も急性心不全の初期治療のために作られたコンセプトである（表33-1）。本章では血圧とCSの関係に限局して述べるので，CS4：急性冠症候群（ACS），CS5：右心不全には触れない。
- □ 急性心不全を収縮期血圧（SBP）100mmHg以上か否か（CS1，CS2とCS3）で分類し，さらに発症経過でSBP≧100mmHgの群（CS1とCS2）を2つに分類すると理解しやすい。

CS1とCS2
- □ SBP ≧100mmHgの群は，
  - 数時間以内の経過で末梢の血管が収縮することにより，水分の配分が末梢から肺へ変化して急激に肺水腫となる「水分再配分型」
  - 数日～数週間程度の経過で下腿浮腫や体重増加が主徴となる「水分貯留型」

表33-1 クリニカルシナリオ

	特徴	初期治療
CS1	・SBP＞140mmHg ・急激な発症 ・肺水腫	・NPPV ・硝酸薬
CS2	・SBP 100～140mmHg ・緩徐な発症 ・全身性浮腫	・NPPV ・硝酸薬 ・ときに利尿薬
CS3	・SBP＜100mmHg ・急激または緩徐な発症 ・低灌流	・輸液 ・強心薬 ・ときに血管収縮薬
CS4	・急性冠症候群（ACS）の確定診断	
CS5	・急激または緩徐な発症 ・肺水腫を認めない ・右室機能不全	

33 クリニカルシナリオ―急性心不全患者の血圧は何を意味する？

に分けられる。
- 前者は電撃性肺水腫（flash pulmonary edema）とも呼ばれ，比較的左室収縮能が保たれていることが多い。後者は慢性心不全の急性増悪が多い。
- 後者は比較的SBPが低いことが多いため，病態でCS1とCS2を区別するなら前者がCS1，後者がCS2となる。しかし，後者もSBP＞140mmHgのことがあり，SBPだけでは区別できない。他の身体所見や胸部X線で，肺水腫だけでなく，胸水が貯留しているかどうかなども加味して初期治療を行うべきであろう。
- 身体所見，SBP，胸部X線を総合的に組み合わせると……
  - うっ血所見があり，SBPが140mmHg以上で，肺うっ血はあるが胸水がなければ，水分再配分型，Stevenson/Nohria分類のProfile Bで「NPPV＋硝酸薬」となる。
  - 胸水貯留あるいは下腿浮腫があれば，水分貯留型，Profile Bで「NPPV＋硝酸薬＋利尿薬」となる。
- 水分再配分型のSBPは160mmHg以上が多い。逆に，水分貯留型は160mmHgを超えることは稀で，140～150mmHgが多い。
- SBP 100～140mmHgは，Profile B「水分貯留型」がほとんどで，「NPPV＋硝酸薬＋利尿薬」が推奨されているが，自覚症状がそれほど強くない症例も多い。経鼻カニューレまたはマスクによる酸素投与を行い，カルペリチドを投与することが多い。また，当初からACE阻害薬・アルドステロン拮抗薬を併用したい。

CS3

- SBP＜100mmHgの場合はCS3となる。体液貯留がなければ補液が第1選択となるが，多くは「強心作用のある薬」としてドブタミンを併用する。心不全ではレニン-アンジオテンシン-アルドステロン系や交感神経系が活性化しており，血圧が上昇しやすい。それにもかかわらず血圧が低いというのは，心負荷が増大しているだけでなく，心機能低下は軽度ではないということ。「強心作用のある薬」の投与は免れない。
- CS3はhemodynamic profileではProfile LもしくはProfile Cに相当するが，心機能が著しく低下していれば容易にうっ血となるので，Profile Lは少ない。

　　　　　　　　＊　　　　＊　　　　＊
- クリニカルシナリオはhemodynamic profileと併用することで，急性心不全の病態をより把握しやすくなる。

［伊波　秀］

34 心タンポナーデを察知するには？

心不全

心タンポナーデに出会うとき
- 心タンポナーデは血管造影室で遭遇する機会が多い。冠動脈末梢での細いPCI治療用ワイヤーによる穿孔や，カテーテルアブレーションのときの心筋の穿孔によるものが多い。
- Beckの三徴が広く知られている。①血圧（動脈圧）低下，②静脈圧上昇，③心音微弱，である。血圧低下は把握しやすいが，静脈圧上昇や心音減弱は主観的な判断が入る。静脈圧上昇は，座位ならば頸静脈怒張から知ることができるが，横臥位であれば頸静脈の拡張は特異的徴候ではない。また，検査室ではモニター音などのため静寂さに欠け，心音の微弱さを感知することは容易ではない。
- むしろ，PCIやアブレーションの途中で，明らかな誘因なしに収縮期血圧が90mmHgほどに低下し，心拍数の上昇や患者の不穏により心タンポナーデを疑うという状況が考えやすい。

診 断
- 多くは心エコーで診断される。心エコーが立ち上がるのに時間がかかるときは，左前斜位40〜50°に傾けて透視を見る。
- 図34-1左図の青い矢印部分が左室と左房の心嚢背中側の接線にあたる。臥位においては最も低い部分であり，心嚢液が貯留する部位である。この部位に拍動を確認できないときは，心タンポナーデを疑う。
- 心タンポナーデになり得る手技を始める前に，この部位を透視でチェックしておくと，変化がわかりやすい。図34-1右図は左室造影を行っている。白矢印が左室の接線であり，心嚢の接線との関係がよくわかる。
- 大量の心嚢液貯留が必ずしも心タンポナーデをきたすわけではない。心膜炎などによる緩徐な心嚢液貯留では，心膜が伸展する。心内腔の圧排が少なく，血行動態も悪化しないなら，心タンポナーデとは呼ばない。
- 1〜2Lの心嚢液貯留にもかかわらず，日常生活が可能だった高齢者を経験した。こうしたケースは原因が明らかでないことが多い。

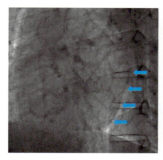 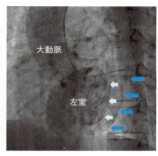

図34-1　透視像による心タンポナーデの診断

- [ ] 一方，冠動脈からの出血による心囊液貯留は急速な経過をとり，わずか数十mLでもショックとなる．心タンポナーデの重症度は，心囊液の量だけでなく，貯留速度に依存する．
- [ ] 肺癌の心囊浸潤による血性心囊液は，亜急性に心タンポナーデを起こす．ショックに至らなくとも，倦怠感や息切れを訴える．全身状態の悪化による症状か，タンポナーデの症状か，心囊ドレナージを行うべきかどうか判断が難しいケースもある．
- [ ] 奇脈の有無は診断の参考になる．奇脈とは，吸気時に収縮期血圧が10mmHg以上低下するものを指す．
- [ ] 健常者でも深吸気時には静脈還流が増え，右室の充満量が増える．このとき，心室中隔は少し左室側へ移動するため，わずかに左室の充満量が減る．心拍出量が若干低下し，血圧も少し下がる．
- [ ] 心タンポナーデでは，この現象が誇張される．心囊液によって左室も右室も充満量が減っている状態で，深吸気による左室充満量のさらなる低下が生じ，健常者より血圧低下が顕著になる．
- [ ] 心タンポナーデとは逆に，血圧低下に引き続いて徐脈を認めることがある．これは迷走神経反射による低血圧が考えやすい．補液と硫酸アトロピンでの対処が行われる．

［油布　邦夫］

35 心不全で使うべき薬剤

心不全

慢性心不全
- 慢性心不全の治療には，以下の2つのアプローチがある．
  - すべての慢性心不全に行うべき薬物治療
  - 慢性心不全の原因となる基礎心疾患に対する治療
- 後者は，虚血性心疾患に対する冠拡張薬や，頻脈誘発性心筋症に対する心拍数コントロールを指す．投与する薬剤は病態ごとに異なる．ときに非薬物治療を追加する．
- 「すべての慢性心不全に投与されるべき薬剤」があるならば，「すべての慢性心不全に起こる現象」がある．それは神経体液因子の亢進である．薬物治療と直接関係するのは，レニン-アンジオテンシン-アルドステロン（RAA）系と交感神経系である．
- 「すべての慢性心不全に行うべき薬物治療」で使用する薬剤はACE阻害薬またはARB，アルドステロン拮抗薬，β遮断薬であり，これらは「慢性心不全治療の3種の神器」といえる．
- 図35-1にRAA系の概略を示す．RAA系は，血漿中のアンジオテンシノーゲンが腎臓の傍糸球体細胞から分泌されるレニンにより分解されることにより始まり，最終的にはアンジオテンシンⅡがアンジオテンシンⅡ受容体に結合することで，血管収縮や交感神経亢進，Na^+の再吸収などが起こる．あるいはアルドステロンの分泌を亢進させ，血管収縮やNa^+再吸収を促進し，心不全を悪化させる．
- 図中にゴチックで示したRAA系を抑制する薬剤のうち，現在，慢性心不全に有効性が証明されているのはACE阻害薬，ARB，アルドステロン拮抗薬の3つである．
- ACE阻害薬は，CONSENSUS試験（1987），SOLVD試験（1991）など，心不全の予後改善のエビデンスが豊富である．
- ARBにもCHARM Alternative試験（2003）などのエビデンスがある．
- 使用可能なアルドステロン拮抗薬は，スピロノラクトンとエプレレノンである．RALES試験（1999）により，スピロノラクトンの重症心不全に対

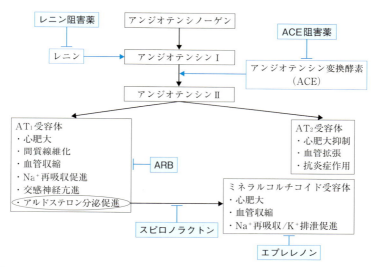

図35-1 レニン-アンジオテンシン-アルドステロン系略図

する有効性は確立している。近年，ミネラルコルチコイド受容体拮抗薬であるエプレレノンが使用可能になった。エプレレノンも，EPHESUS試験（2003）やEMPHASIS-HF試験（2011）で心不全への有効性が証明された。スピロノラクトンには女性化乳房の副作用がある。エプレレノンの適応は高血圧症のみであり，血清カリウム高値，中等度以上の腎機能障害，微量アルブミン尿・尿蛋白陽性の糖尿病などの例には禁忌。

☐ β遮断薬も，慢性心不全に対する有効性が確立している。交感神経緊張，カテコラミン分泌亢進が慢性化すると，心筋障害・心機能低下が起こり，慢性心不全の予後を悪化させる。

急性心不全

☐ 急性心不全ではカルペリチドが投与される。カルペリチドはRAA系と交感神経系を抑制するため「注射薬のACE阻害薬」ともいえる。可能な限り，入院当初からACE阻害薬・アルドステロン拮抗薬を投与する。

☐ β遮断薬は原則として，体液貯留を改善させ前負荷を軽減した状態で開始する。言い換えれば，急性心不全の状態からβ遮断薬を投与できる状態まで速やかに回復させるように努力すべきである。

[伊波　秀]

36 ドパミンとドブタミンの差は何か？

心不全

- □ カテコラミンは，種々のアドレナリン受容体に結合して次のような作用を発揮する。
  - α_1受容体刺激：末梢血管収縮作用
  - β_1受容体刺激：心収縮力増強（陽性変力作用）・心拍数増加（陽性変時作用）
  - β_2受容体刺激：末梢血管拡張作用
- □ ドパミンとドブタミンの受容体は異なる。さらにドパミンでは投与量により刺激する受容体が変わり，異なる作用を発揮する。

ドパミンの特徴
- □ 内因性カテコラミンのドパミンは，交感神経作動性物質として作用するほか，ノルアドレナリンやアドレナリンの前駆体でもある。用量依存性にドパミン作動性1（DA1）受容体，β_1受容体，β_2受容体，α_1受容体などの様々な受容体を刺激して，投与量に応じた作用を発現する。
  - 低用量（$<3\mu g/kg/min$）：DA1受容体刺激により，腎動脈拡張作用のため腎血流量・糸球体濾過量が増加し，尿量を増加させる。腸間膜動脈や冠動脈にもDA1受容体があり，ドパミンは血管拡張効果を発揮する。
  - 中等度の用量（$3\sim10\mu g/kg/min$）：β_1受容体を刺激して心拍数増加と心収縮力増強をもたらす。また，心臓や血管からのノルアドレナリンの放出を増加させる。ノルアドレナリンは，強いα_1受容体刺激作用とβ_1受容体刺激作用，弱いβ_2受容体刺激作用をもつ。末梢血管収縮作用による血圧上昇，心拍数増加や心収縮力増強が起こる。
  - 高用量（$>10\mu g/kg/min$）：α_1受容体を刺激して末梢血管を収縮させ，血圧を上昇させる。
- □ 低心機能で，収縮期血圧が80〜90mmHgと低めの肺水腫の症例では，低〜中等度の用量のドパミンが良い適応となる。ドパミンで血圧を維持できないときは，増量するよりもノルアドレナリンが用いられる。
- □ 利尿薬などに対する反応が悪く，十分な利尿が得られないときに，renal

doseといわれる低用量のドパミンを用いることがある。

ドブタミンの特徴

☐ ドブタミンは合成カテコラミン。β_1受容体刺激作用が最も強く，弱いβ_2受容体刺激作用とα_1受容体刺激作用もある。

☐ 1〜3μg/kg/minの少量から開始。β_1受容体刺激作用により用量依存性に心筋収縮力を増強し，心拍出量は増加する。5μg/kg/min以下の量であれば，β_2受容体刺激作用により末梢血管を拡張させる。全身の末梢血管抵抗や肺毛細管圧を低下させる。心拍出量が増加しても末梢血管抵抗は減少するので，血圧は上がらない。

☐ 心拍出量を増加させる用量でも，心拍数を上昇させないという利点がある。より高用量ではα_1受容体刺激作用による末梢血管収縮作用が強くなり，β_2受容体刺激作用による末梢血管拡張作用が相殺される。10μg/kg/minを超えると心拍数が増加する。

☐ 低用量のドブタミンは，β_1受容体刺激作用により心収縮力を増強する。心拍数の上昇は少なく，β_2受容体刺激作用による後負荷軽減もあり，心筋酸素消費量の増加が少ないという長所がある。

☐ ドブタミン投与の適応は，低心拍出の急性心不全患者。血圧を上げる作用は乏しいので，収縮期血圧≧90mmHgが望ましい。

☐ 急性心筋梗塞による心不全では，他のカテコラミンよりも少ない心筋酸素消費量の増加で心収縮力増強が得られるのが低用量のドブタミンの長所。

☐ 収縮不全のある慢性心不全の多くはβ遮断薬が投与されるが，ときに急性増悪も生じる。このような場合は，β受容体を刺激するドブタミンよりも，β受容体を介さないPDE Ⅲ阻害薬のほうが効果を期待できる。

☐ 心不全を対象としてドブタミン投与群と非投与群を比較した検討では，6カ月後の心血管イベント（85.3% vs 64.5%，$p<0.001$），総死亡（70.5% vs 37.1%，$p<0.001$）ともドブタミン群が高かった（O'Conner CM. Am Heart J 1999）。ドブタミンの長期的な予後改善効果は明らかではない。

［倉林　学］

37 高度の低血圧にノルアドレナリンを使うのはなぜか？

心不全

ショック治療とカテコラミン

□ ショックになったとき，下肢挙上や急速補液などのプライマリーな処置の後，どういう薬物を使うだろうか？ まず頭に浮かぶのは「ノルアドレナリン1アンプル（1mg）を生理食塩水500mLで薄めて5mLずつ静注！」。

□ アドレナリンを用いるのは，心停止かアナフィラキシーショックのときである。

□ 通常の低血圧にアドレナリン1/2アンプルも静注すれば，昇圧作用が強すぎて血圧が跳ね上がってしまう。一方，生理食塩水で薄めたノルアドレナリンでは過剰な反応が少なく，かつ効果が速く，半減期も短い。繰り返し投与できる。

□ カテコラミンは，主に脳・副腎髄質・交感神経に存在する生体アミンの総称で，生体内ではアドレナリン（エピネフリン），ドパミン，ドブタミン，ノルアドレナリン（ノルエピネフリン）の4種が知られている。カテコラミンの作用にはα作用とβ作用があり，主なものは以下の3つである。
①α_1作用：末梢血管の収縮
②β_1作用：心収縮力増大，心拍数増加
③β_2作用：末梢血管拡張，気管支拡張

□ アドレナリン
- α_1作用が強くβ_1作用もあるので，心収縮力増大・心拍数増加・末梢血管の収縮がすべて起こる。心停止では血管収縮だけでなく，β_1作用が強いアドレナリンでないと心拍再開は期待できない。
- アナフィラキシーショック（蜂アレルギー・そばアレルギーが有名だが，院内では造影剤によるものが多い）にもアドレナリンは第1選択である。

□ ドパミン
- 低血圧に用いられる。ドパミンもα_1作用とβ_1作用をもち，さらにドパミン受容体刺激作用もあり，腎血流やほかの内臓の血流を増やす。投与量に応じて，これらの作用の割合が変わる点が特徴である。

- 昇圧作用も強いが，心拍数も増える．ときには，心拍数増加が心不全に悪影響を及ぼしたり，重篤な心室不整脈を誘発する．昔ほどドパミンを多用しなくなった．
- $α_1$作用と$β_1$作用の両方をもつということは，どちらかを独立して調節することができないことになる．

□ ドブタミン
- 実質的には$β_1$作用が中心である．末梢血管は収縮させず，むしろ拡張させる．
- 高度の低血圧に対して使うというより，難治性の心不全で利尿薬のみでは血圧が下がってしまう心機能低下例に使う．血管を収縮させず心拍数もあまり増やさない．持続点滴で使う．

ノルアドレナリンなら

□ ノルアドレナリンは$α_1$作用が強い．強力な血管収縮作用をもち，血圧を上昇させる．ノルアドレナリンのメリットは，心収縮力増大と心拍数増加をまねく$β_1$作用が少ないことである．

□ ノルアドレナリンは，アドレナリンのような過剰な血圧上昇を起こすことはなく「いい感じで」低血圧状態から昇圧してくれる．冒頭で「ノルアドレナリン1アンプル（1mg）を生理食塩水500mLで薄めて5mLずつ静注！」と述べたが，血圧が60mmHgを下回るほど下がっているときは，10mL静注でもよい．1〜2回の静注で血圧が上がりきらず，数回静注を続けることもある．

□ 当座をノルアドレナリンのワンショットでしのぎ，さらに低血圧が遷延するならノルアドレナリンやドパミンの持続点滴に切り替えていく．心筋梗塞や心筋症などの心原性の持続性低血圧では，20年前には迷わずドパミン持続点滴を使ったが，最近のICUではノルアドレナリン持続点滴がよく行われている．昇圧をノルアドレナリンで調節し，収縮力の増強にドブタミンを併用すれば，血管収縮と心臓収縮を別個に調節できる．

□ ショック時の昇圧にドパミンとノルアドレナリンどちらがよいのか予後を調べた研究があり，ドパミンでは不整脈イベントが多かった．その研究のサブ解析では，他のタイプのショックでは有意差はなかったが，心原性ショックではノルアドレナリンのほうが死亡率は低かった（De Backer D. N Engl J Med 2010）．

［油布 邦夫］

38 ジギタリスの立場はどうなっているのか？

心不全

心不全治療薬の変遷
- □ 心不全治療薬の歴史を振り返ってみる。1970年代はジギタリスと利尿薬のみの時代だった。β遮断薬が心不全の病態を改善することが示されたが、日常臨床で使用されるようになったのはずっと後のことである。
- □ 1980年代後半にACE阻害薬が心不全の生命予後を改善することが明らかになり、1990年代にはβ遮断薬（ビソプロロール、カルベジロール、コハク酸メトプロロール）も予後改善効果が明らかになった。一方、1980年代から経口強心薬の臨床試験はことごとく否定的な結果に終わった。このような歴史から、現在では強心作用を有する薬剤よりも、心保護作用を有する薬剤のほうが長期的なメリットが多いと考えられている。
- □ ここまでまるで見てきたかのように述べたが、個人的には、どの薬剤が有効で、どの薬剤が有効でなかったかを実感しているわけではない。ACE阻害薬やβ遮断薬に代表される心保護作用を有する薬剤が「魔法の薬」であるかのようにもてはやされるのに比べ、ジギタリスをはじめ経口強心薬は「毒薬」であるかのように評されるのを聞く。

今日的なジギタリスの使い方
- □ ジギタリスの特徴は「心拍数を増加させない強心薬」である。薬理学的には副交感神経刺激作用があるので洞調律例でも心拍数が低下するはずだが、あまり実感はない。昔から広く使われているのは、心房細動に対するレートコントロールである。しかし、日中活動時のコントロールは不十分なのに、夜間就寝中の徐脈が目立つ。
- □ レートコントロールだけなら、カルシウム拮抗薬やβ遮断薬が有効である。しかし、この2剤には陰性変力作用があり、うっ血性心不全には使いづらい。急性期のβ遮断薬は低用量にとどまることが多い。頻脈誘発性心筋症によるうっ血性心不全は、ジギタリスの最も良い適応である。拡張型心筋症のような慢性の左室収縮不全にはβ遮断薬が必須だが、β遮断薬の導入が困難なら経口強心薬の併用も検討する。β遮断薬導入時にピモベン

ダンを併用することがあるが，ピモベンダンにより頻脈となったためジゴキシンに変更したところ，導入に成功した経験がある。
□ ジギタリスのイメージが悪い理由の1つは，DIG 試験で全死亡を改善させなかったからだろう（1997）。しかしサブ解析で，血中濃度が0.5〜0.8 ng/mL の群は死亡率が低下し，1.2 ng/mL 以上は死亡率が上昇していた。ジギタリスの血中濃度はジゴキシンで0.8〜2.0 ng/mL とされているが，0.5〜0.8 ng/mL 程度に保つべきである。
□ また，DIG 試験でも全死亡は改善しなかったが，心不全死・心不全入院は改善している。低用量の使用は，一部の慢性心不全の予後を改善する可能性があるのでないか。
□ ジギタリスは「使いづらいが，ないと困る薬剤」だ。

［伊波　秀］

39 心不全を呼吸管理すると何が得か？

心不全

急性心不全の呼吸管理

- □ 急性心原性肺水腫では，肺胞腔内や胞間質などの肺血管外への水分の漏出，肺コンプライアンスの低下，気道抵抗の増加などにより低酸素血症を生じる。
- □ 低酸素血症は肺動脈収縮による肺動脈圧上昇をもたらし，右心系負荷増強から心不全にさらに悪影響を及ぼす。急性心不全では，適切な呼吸・循環動態を確保することにより救命と症状改善を目指す。
- □ 呼吸管理は，呼吸困難や低酸素血症，末梢組織の酸素化不良などを改善する。$SpO_2 > 95\%$，PaO_2 80 mmHgを維持する。
- □ まず，半座位にて鼻カニューレ・マスクによる酸素吸入を行う。不十分なら，密着型マスクによるNPPVを行う。NPPVでも改善しないときは，気管挿管による人工呼吸管理を行う。
- □ 鼻カニューレの酸素1 L/minは，FiO_2 24％。流量が1 L増加するごとにFiO_2は約4％上昇，5 L/minではFiO_2 40％程度。フェイスマスクでは，マスクが酸素のリザーバーとして機能するため，鼻カニューレより高いFiO_2が得られる。5〜10 L/minでFiO_2 40〜60％程度。
- □ 鼻カニューレもフェイスマスクも，呼吸状態によりFiO_2は変動する。CO_2が貯留しやすい患者での酸素吸入は，CO_2ナルコーシスをまねきやすい。
- □ 酸素吸入で呼吸状態が改善しないときは，NPPVを使用する。あるいは，急性心不全の呼吸管理に最初からNPPVを使用することもある。
- □ NPPVの換気モードには，
  - ● 呼吸周期全体を陽圧呼吸管理する持続的気道陽圧（continuous positive airway pressure：CPAP）
  - ● 高い吸気時気道陽圧（inspiratory positive airway pressure：IPAP）と低い呼気時気道陽圧（expiratory positive airway pressure：EPAP）の2つの陽圧を設定できる二相性陽圧換気（bilevel positive airway pressure：bilevel PAP）

  がある。

- □ CPAPは気道内圧増加により虚脱肺胞を再膨張させ，肺胞や肺間質の浮腫を軽減し，肺酸素化能を改善する。
- □ 胸腔内圧上昇は，静脈環流量を減少させて，左室前負荷を軽減させる。また，胸腔内陽圧により心臓が周囲から押されると，心臓内外の圧較差が減り，左室後負荷が軽減する。
- □ CPAPは前負荷・後負荷軽減，酸素化の改善により心機能を改善する。bilevel PAPでは，呼気相より吸気相に高い気道陽圧をかけ，主に吸気筋の負荷を減らして呼吸仕事量を減少させる効果，酸素化とCO_2排泄を改善する効果がCPAPより大きい（Chadda K. Crit Care Med 2002）。
- □ CPAPは心原性肺水腫患者の呼吸循環動態を改善し，気管挿管による人工呼吸管理の頻度を減らす。以前は，マスクで高流量酸素投与を行っても酸素化が改善しないときは，気管挿管を伴う人工呼吸管理が行われた。しかし，心不全で呼吸状態の悪い時期の気管挿管は，侵襲が大きい。NPPVによる陽圧換気は，低侵襲的に速やかな呼吸改善も期待できる。
- □ 理論的にはbilevel PAPはCPAPより優れているが，実際の死亡や気管挿管の回避率は変わらない（Gray Al. N Engl J Med 2008）。
- □ 自発呼吸の喪失・意識障害・気道分泌物過剰を呈する患者や，非協力的な患者は，NPPVに不適。

睡眠時無呼吸症候群を合併した慢性心不全の呼吸管理
- □ 慢性心不全はしばしば睡眠時無呼吸症候群を伴う。
- □ 閉塞性睡眠時無呼吸（obstructive sleep apnea：OSA）は，低酸素血症から交感神経活性を亢進させ，高血圧・左室肥大・心不全の原因となる。
- □ 中枢性睡眠時無呼吸症候群（central sleep apnea：CSA）は，心不全が低酸素血症や交感神経緊張を生じ，呼吸中枢のCO_2感受性の亢進や，循環時間の延長により$PaCO_2$の呼吸中枢への伝達が遅れ，周期性のCheyne-Stokes呼吸が生じる。
- □ OSAではCPAPが有効だが，CSAでは半数がCPAPのnon-responderである。CSAを有する慢性心不全患者に対して，呼吸に同調して最適な圧サポートをかけるASV（adaptive servo ventilation）がよく使用されていたが，ASVの使用は全死亡率や心不全悪化による入院を減少させず，心血管死亡率はかえって増加したとの報告があり，現時点では新規のASV導入は控えられている。

［倉林　学］

40 心拍数を下げるだけでも心不全の予後は良くなるか？

心不全

心拍数の制御
- □ 心拍数は自律神経とカテコラミンなどの神経体液性因子によって制御されている。心不全患者の安静時の心拍数増加は，交感神経活性の亢進と副交感神経活性の抑制，および神経体液性因子の亢進による。

心拍数増加による心筋の変化
- □ 実験的にも高頻度ペーシングは左室機能を低下する。
- □ 持続的な上室頻拍による左室機能低下は，臨床的にもしばしば経験する。この現象は頻脈誘発性心筋症と呼ばれ，可逆的な時期であれば心拍数のコントロールにより左室収縮機能は回復する。

SHIFT試験
- □ 選択的洞結節I_f電流の抑制薬であるivabradineは，心血管系に直接的な作用を及ぼすことなく心拍数を低下させる。
- □ SHIFT試験では，心拍数≧70/minの洞調律の慢性心不全患者にivabradineを投与して予後を観察し，心拍数が減少するほど心不全入院が減少することが確認された（Böhm M. Lancet 2010, 図40-1）。このことから，心拍数の適切な減少は心不全の治療となることが示唆された。

心房細動患者におけるレートコントロール
- □ 慢性心不全患者では心房細動を合併することが多い。このような患者では，心室レートをコントロールし十分な左室充満時間を得ることが，心不全の改善につながると考えられていた。
- □ 心房細動患者の心拍数コントロール（レートコントロール）でどの程度まで下げるのがよいのかについてRACE II 試験が行われた（Van Gelder IC. N Engl J Med 2010）[84章参照]。心拍数＜110/minの群と，厳格に心拍数＜80/minにコントロールした群で心血管イベントの発生を比較したところ，2群間に有意差を認めず，必ずしも厳格なレートコントロールは必

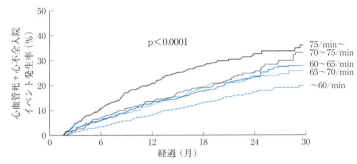

図40-1　ivabradine内服患者における心拍数と心血管死および心不全入院イベント発生率。慢性心不全患者にivabradineを投与した際，心拍数が低いほど予後良好であった。(Reprinted from The Lancet, Böhm M, et al. SHIFT Investigators. Heart rate as a risk factor in chronic heart failure (SHIFT): the association between heart rate and outcomes in a randomised placebo-controlled trial. Lancet 2010; 376: 886-94, Copyright 2010, with permission from Elsevier)

要ないとの結果であった。

ジギタリス製剤による心拍数低下は有効か？

□ 心房細動患者におけるレートコントロールにはβ遮断薬のほかにジギタリス製剤もしばしば使用されるが，ジギタリスについては賛否両論がある。
□ ジギタリス製剤が心房細動患者の予後を悪化させるのかを検討した報告がある (Turakhia MP. J Am Coll Cardiol 2014)。結果は，ジギタリスは服薬アドヒアランス・腎機能・心血管合併症には無関係に，心房細動患者の死亡率を上げた。心房細動のレートコントロールには，ジギタリス製剤よりもβ遮断薬を用いたほうがよい。

［篠原　徹二］

41 心不全のβ遮断薬治療は誰が始めたか？

心不全

- □ 「誰が心不全のβ遮断薬治療を始めたか」を知らなくても，日常診療で困ることはない。しかし，どんなことでも「最初」に行うというのは大変なこと。特に，それまで禁忌とされていた治療で成果を上げるということは素晴らしい。
- □ 心不全治療のβ遮断薬治療を始めたのは，Waagsteinらである。1975年に，7例の心筋症に対するβ遮断薬治療を報告している（Br Heart J 1975）。
- □ この論文では，投与前の心拍数の平均$98±13$/minから，2〜12カ月後に$69±16$/minに低下しており，頻脈を伴う心筋症にはβ遮断薬治療が有効であると結論しているが，頻脈を伴わない心筋症に対する効果は不明としている。この論文で使用されたβ遮断薬はアルプレノロールとpractololであり，どちらも心不全の生命予後改善効果は証明されていない。
- □ その後，彼らは1993年にメトプロロールを用いた大規模臨床研究で，心機能の改善と，死亡・心臓移植を減少させることを報告した（Waagstein F. Lancet 1993）。以後，多くの大規模臨床試験でβ遮断薬の生命予後改善効果が確認された。
- □ すべてのβ遮断薬が心不全に有効なわけではない。また，β遮断薬が心不全に有効である理由は，単に心拍数を減少させるだけでなく様々な機序が知られているが，完全には解明されていない。

* * *

- □ 彼らの報告から約40年が経過し，様々な知見が蓄積され，心不全のβ遮断薬治療はその治療法を確立した。この報告が心不全治療にパラダイムシフトを引き起こし，我々は多くの恩恵を享受している。

［伊波　秀］

42 心不全にβ遮断薬を無難に投与するには？

心不全

心不全に適応のあるβ遮断薬
- 心不全に保険適応があるβ遮断薬は，ビソプロロールとカルベジロールのみである．ここ数年，心不全に限らずビソプロロールとカルベジロール以外のβ遮断薬を投与した記憶がない．
- 心不全に対するβ遮断薬の投与量には明確な基準があるわけではない．日本人を対象に行われたMUCHA試験では，カルベジロールが用量依存性に心血管イベントによる入院を減少させ，左室駆出率を改善させた（Hori M. Am Heart J 2004）．この報告に基づけば，β遮断薬はできる限り高用量を投与すべきである．
- しかし，徐脈や血圧低下などのため，目標用量まで増量できないことが多い．MUCHA試験ではプラセボ群と比較し，5mg/日群でも心血管イベントによる入院を減少，左室駆出率を改善させていることから，低用量でも投与しないよりは良い．
    - 第1目標：投与する．
    - 第2目標：（入院していれば）退院時にカルベジロール5mg/日まで増量する．外来で徐々に増量する．
    - 最終目標：カルベジロール10mg/日以上，できるだけ20mg/日に近づける．導入は入院中に行う．「諸検査，薬の導入に1カ月程度要する」と患者に説明することが多い．初期投与量は，ビソプロロール・カルベジロールともに錠剤の最小規格から開始している（ビソプロロール0.625mg/日，カルベジロール1.25mg/日）．投与量の目安は，ビソプロロール0.625mg/日がカルベジロール2.5mg/日と同等である．
- カルベジロールとビソプロロールのどちらを選択するかについては，それぞれの特徴を踏まえて検討する．
- ビソプロロールはβ_1選択性であり，COPDや気管支喘息の既往がある患者に向いている．カルベジロールはわずかながらα遮断作用もあるため，高齢者では起立性低血圧が出現することがある．
- 一方，COPERNICUS試験ではNYHA Ⅳの重症心不全に対しカルベジ

ロールが有意に死亡率を低下させた。この結果から，重症心不全にはカルベジロールのほうが投与しやすい印象がある（Packer M. N Engl J Med 200_）。
□ CIBIS-ELD試験では，ビソプロロール群で徐脈になりやすく，カルベジロール群で呼吸機能悪化と貧血が多いとの結果が示されたが，死亡・入院については有意差がなかった（Düngen HD. Eur J Heart Failure 2011）。

導入のしかた

□ 大事なことは，「必ず導入する」ことと，「悪化させない」ことである。導入は「少ない量から」「ゆっくりと」を意識しているので，年齢や体格によってはカルベジロール0.625mg/日，ビソプロロール0.3125mg/日から開始することもある。
□ 著しく心機能が悪く導入困難が予想されるときは，ジゴキシンやピモベンダンといった経口強心薬を併用し，維持量に達した段階で漸減・中止することもある。
□ 「ゆっくりと」については，入院中であれば自覚症状・血圧・心拍数などに注意しながら5～7日ごとに，カルベジロールなら1.25mg/日ずつ，ビソプロロールなら0.625mg/日ずつ増量していく。退院時には少なくとも，カルベジロール5mg/日，ビソプロロール1.25mgまで増量する。最近はビソプロロールなら1.875mg/日が多い。
□ 外来では月に1回程度，少しずつ増量する。増量については「気長に」「コツコツと」を意識しており，「6カ月後に○mg/日まで増やせるか」くらいのつもりでよいと思う。

［伊波　秀］

43 メインテート®をCOPDに使ってよいか？

心不全

□ 使ってよい。COPDを理由にして導入や増量を断念することはない。循環器医の立場から言えば，β遮断薬は循環器疾患を診療するうえで最も重要な薬剤の1つである。特に慢性心不全の治療薬としてメインテート®（ビソプロロール）は，アーチスト®（カルベジロール）と並んで，なくてはならない薬剤である。
□ 呼吸器疾患を合併している患者には「薬のせいで肺の病気が悪くなってしまう可能性もありますが，心臓の治療上，絶対に必要な薬なので投与させていただきます。調子が悪くなったらすぐに教えてください」といった説明を行い導入することにしている。

COPDとβ遮断薬
□ では，COPDの患者にビソプロロールを投与するとどうなるのだろうか？
□ β受容体は$β_1$，$β_2$，$β_3$の3つに分類されている。3種類のβ受容体は分布が異なり，$β_1$受容体は主に心筋，$β_2$は血管や気管支の平滑筋など，$β_3$は脂肪細胞や肝臓などに分布する。したがって，$β_1$受容体選択性の高いビソプロロールが呼吸器系に影響する薬理作用は乏しい。
□ 筆者は$β_1$受容体選択性のあるメトプロロールの増量で気管支喘息発作を1例だけ経験したが，ビソプロロールによるCOPDや気管支喘息の悪化は経験していない。
□ 文献的にも，中等症～重症のCOPDを合併する慢性心不全患者にビソプロロールを投与後，1秒量が改善したとする報告（Lainscak M. Respir Med 2011）もあり，少なくともビソプロロールが呼吸機能を悪化させる可能性は低い。
□ また，β遮断薬がCOPD患者の死亡率を低下させるとの報告（Rutten FH. Arch Intern Med 2010, Short PM. BMJ 2011）や，COPDを合併した心筋梗塞後の患者でβ遮断薬を投与した群のほうが投与しなかった群に比べ生命予後が良かったとの報告もある。このことから，機序だけでなく有効性・安全性の面からも，COPDにビソプロロールの投与をためらうべきで

はないと考えられる。
- 現在，広範に用いられるβ遮断薬はビソプロロールとカルベジロールのみである。その使い分けの要素の1つが，COPDを合併しているかどうかである。カルベジロールもCOPDに忍容性があるとの報告（Sirak TE. J Am Coll Cardiol 2004）があるが，まだ安全性が確立されてはいない。機序から考えても，COPDにはビソプロロールを使用すべきである。

気管支喘息とβ遮断薬

- 最後に，気管支喘息について述べる。$β_1$選択性β遮断薬は軽度〜中等度気管支喘息の呼吸機能を悪化させなかったとの報告（Salpeter SR. Ann Intern Med 2002）がある。$β_1$選択性β遮断薬を投与すると一時的に呼吸機能が低下するが，長期的には回復し，吸入$β_2$刺激薬の効果が改善するとされている。
- 印象としては，COPDよりは気管支喘息のほうが使用しづらい。通常より少量から投与したり，緩やかに増量するなどの投与方法を変更する，あるいは定期的に呼吸機能検査を行い，呼吸器内科医と連携して，β遮断薬が必要な患者には極力導入すべきである。

［伊波　秀］

44 レニン-アンジオテンシン系抑制薬とβ遮断薬はどのくらい突然死を減らすか？

心不全

不整脈治療薬としてのβ遮断薬とRAA系抑制薬
☐ 不全心の不整脈には，交感神経とレニン-アンジオテンシン-アルドステロン（RAA）系が関わっている。
☐ 抗不整脈薬は心室不整脈を停止・抑制する。これをダウンストリーム治療という。β遮断薬とRA系抑制薬は，不全心における不整脈発生の上流（アップストリーム）を抑制することで，間接的に不整脈を抑制する（図44-1）。β遮断薬は直接的な抗不整脈作用も有する。

β遮断薬の突然死予防効果
☐ 心不全患者におけるβ遮断薬の突然死予防効果は，US Carvedilol（N Engl J Med 1999），MERIT-HF（Lancet 1999），CIBIS Ⅱ（Lancet 1999），CAPRICORN（Lancet 2001）などの試験で示されている。いずれも，左室収縮能の低下した心不全患者を対象とし，患者の90％以上はACE阻害薬も内服していた。突然死に対する有効性は薬剤ごとに異なる。大規模試験では脂溶性のカルベジロール，ビソプロロール，メトプロロールが用いられている。

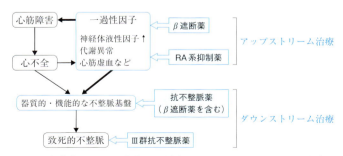

図44-1　心不全患者における突然死予防としてのアップストリーム治療とダウンストリーム治療の概略

□ さらに，NYHA Ⅲ～Ⅳ，LVEF＜25％の重症心不全を対象としたCO-PERNICUS試験においても，カルベジロールは全死亡を減少させ（N Engl J Med 2001），突然死予防効果においても優位性を示した（カルベジロール群とプラセボ群の突然死は3.9％ vs 6.1％，Circulation 2002）。
□ カルベジロールとメトプロロールの有効性を比較したCOMET試験では，カルベジロール群において生存期間の延長が認められ，突然死も少ない傾向にあった（Lancet 2003）。

ACE阻害薬の突然死予防効果
□ SOLVD試験（N Engl J Med 1991）では，エナラプリルはプラセボ群と比較して死亡リスクを16％減少させたが，心不全の増悪を伴わない不整脈死については同等であった。同様にエナラプリルを用いたCONSENSUS Ⅱ試験（N Engl J Med 1992）においても，全死亡・突然死ともに有効性は認められなかった。一方，より軽症の心不全患者を対象としたV-HeFT Ⅱ試験（N Engl J Med 1991）では，エナラプリルは突然死を有意に減少させた。カプトプリルを用いた試験では，急性心筋梗塞発症早期の患者を対象にしたSAVE試験（N Engl J Med 1992）があるが，突然死予防には有効ではなかった。
□ そのほか，統計学的にACE阻害薬の心疾患患者における突然死予防効果が示された大規模試験として，ラミプリルを用いたAIRE試験（Lancet 1993），トランドラプリルを用いたTRACE試験（N Engl J Med 1995）がある。いずれも急性心筋梗塞発症早期の患者が対象となっている。
□ HOPE試験（N Engl J Med 2000）は，心不全を有していない心血管イベントの高リスク患者を対象とした試験であり，ここでもラミプリルの突然死予防効果を示唆する結果となっている。
□ また，ACE阻害薬とARBとの比較試験として，LVEF≦40％の心不全患者を対象としたELITE試験（Lancet 1997）があるが，ここでは突然死のイベント数は少ないものの，ロサルタン群（vs カプトプリル）でより減少する傾向にあった。

突然死予防のためにどの薬物を使うか？
□ 致死的不整脈抑制の観点からは，なんとなくRA系抑制薬はインパクトに欠け，β遮断薬がより優れているような印象も受ける。
□ しかし，β遮断薬の大規模臨床試験においては，対象患者のほとんどがACE阻害薬を内服している。心不全治療にはRA系抑制薬とβ遮断薬は相加的な効果をもち，どちらも欠かせないと考えられている。

［上岡　亮］

45 アルドステロンの新しい考え方

心不全

- □ アルドステロンは，1953年にSimpson & Taitにより「強力な電解質活性をもつ未知の物質」として単離され，翌年その構造が決定され，1955年Schmidlinによって合成された．
- □ アルドステロンは主に副腎皮質球状層で分泌される．体内での塩分保持と昇圧に関わる，生体にとって重要なステロイドホルモン（ミネラルコルチコイド）である．生物が海から陸へと進出する過程で，海水と同じ組成の細胞外液を体内に保持し，陸での生存を可能にした．
- □ しかし，塩分摂取が過剰となった近代では，ヒトにとってアルドステロンは，食塩とともに昇圧や臓器障害を引き起こす厄介者になった．
- □ 原発性アルドステロン症は本態性高血圧と比べて，心血管系疾患や腎機能障害が出現しやすく，メタボリックシンドロームや肥満症の患者も多い．血圧とは独立したアルドステロンの有害作用が示唆されている．
- □ 1999年の大規模試験RALES（Randomized Aldactone Evaluation Study）では，ミネラルコルチコイド受容体拮抗薬が心不全に降圧・利尿作用を越える効果をもつことが示された［46章参照］．

治療抵抗性高血圧へのアルドステロンの関与

- □ 高血圧患者の20～30％に治療抵抗性高血圧がみられる．その2割は原発性アルドステロン症で，血漿アルドステロンが高いという報告がある（Gaddam KK. Arch Intern Med 2008）．治療抵抗性高血圧では，アルドステロン濃度が正常でもミネラルコルチコイド受容体拮抗薬の降圧効果が高いという説もある（Pimenta E. Curr Hypertens 2007）．
- □ その機序として，血中アルドステロン濃度が正常範囲であっても，酸化ストレスなどによりアルドステロン非依存性にミネラルコルチコイド受容体自体の発現や感受性亢進が生じ，アルドステロンの作用が増強されているという（Mihailidou AS. Hypertension 2009）．

メタボリックシンドロームとアルドステロン

☐ メタボリックシンドロームでは血漿アルドステロン濃度が高い傾向にある。メタボリックシンドロームの危険因子数と血漿アルドステロン濃度の相関が指摘されている（Mule G. Am J Hypertens 2008）。

☐ メタボリックシンドロームにおけるアルドステロン上昇では，内臓脂肪でのアンジオテンシノーゲンの発現亢進によるレニン-アンジオテンシン-アルドステロン（RAA）系活性，脂肪細胞からのアルドステロン放出因子やリノレン酸酸化物などが副腎に作用することによるアルドステロン分泌過剰，脂肪細胞組織でのミネラルコルチコイド受容体の活性化による酸化ストレス亢進やアルドステロン放出因子の分泌などが考えられている。

アルドステロン・ブレイクスルー

☐ アルドステロンの分泌は主にRAA系により調節されており，RA系抑制薬により，血中アルドステロン濃度は短期的に抑制される。しかし，6割の患者で約3カ月後に血中アルドステロン濃度がベースライン以上に上昇する現象（アルドステロン・ブレイクスルー）を認める。

☐ 2007年のRESOLVD Pilot Studyでは，ARBとACE阻害薬の併用投与下でもアルドステロン・ブレイクスルーが生じ，「非RA系によるアルドステロン産生」が示唆された。

組織アルドステロン

☐ 最近の研究から，アルドステロンは脳・心臓・血管・脂肪などの組織においても産生され，ミネラルコルチコイド受容体は腎臓以外に心臓・血管・中枢神経系にも存在することが確認されている。

☐ アルドステロンの各組織への作用機序には不明な点が多い。アルドステロン自体の有害作用だけでなく，組織アルドステロンの作用や，各臓器でのミネラルコルチコイド受容体活性化による臓器障害の機序が研究されている。

［稲葉　秀子］

46 スピロノラクトンはいつ復活したか？

心不全

スピロノラクトンの誕生

- □ 副腎皮質ホルモンとしてアルドステロンが分離結晶化された翌年の1955年に，原発性アルドステロン症の第1例目がConn教授によって報告され，本邦でも1956年に第1例目が東北大学から報告された。
- □ 米国G.D.Searle社のKagawaらによりアルドステロン作用に拮抗する薬物の合成が試みられ，1957年ミネラルコルチコイド受容体拮抗薬であるスピロノラクトン（アルダクトンA®）が誕生した。
- □ スピロノラクトンは1959年に欧米で臨床応用されたが，当初は手術適用でない原発性アルドステロン症，あるいは浮腫を伴う続発性アルドステロン症に用いられた。
- □ 1965年にループ利尿薬のフロセミド（ラシックス®）が登場し，心不全の治療としては画期的な効果を示した。スピロノラクトンの作用はこれとは異なり，遠位尿細管でアルドステロンと競合的に作用し，Na^+および水の排泄を促進してNa^+再吸収とK^+排泄を抑制する。
- □ スピロノラクトンによるこの部位でのNa^+再吸収率はラシックス®の1/10ほど，利尿効果も1/3ほどしかなく，多くはラシックス®と併用された。
- □ 降圧薬としては，1960年代にレセルピン（中枢性交感神経作動性降圧薬）やβ遮断薬が，1980年代にカルシウム拮抗薬やACE阻害薬が登場していた。さらに2000年にはARBが発売され，これらが高血圧治療薬の主流となっていった。
- □ スピロノラクトンの日本発売は1978年で，降圧利尿薬・心不全利尿薬としての適応であったが，いずれにおいても第1選択薬ではなかった。

スピロノラクトンの復活

- □ 1999年，従来の標準的心不全治療にスピロノラクトンを追加投与することで重症心不全患者の生命予後をみたRALES試験が行われた。重症の心不全患者に対してACE阻害薬・ループ利尿薬・β遮断薬・ジギタリス製剤に少量のスピロノラクトンを併用投与した結果，プラセボ群に比べ約3

年で死亡率が30％，心不全による再入院率が35％改善するという驚くべき結果が出た（Pitt B. N Engl J Med 1999）。
- その後のスピロノラクトンは，世界的に処方量の増加をみたが，高カリウム血症や死亡といった有害事象も増加した。
- スピロノラクトンは純粋なミネラルコルチコイド受容体拮抗薬ではなく，性ホルモン受容体であるアンドロゲン受容体およびプロゲステロン受容体に対してはアゴニスト作用を示す。そのため月経異常・女性化乳房・勃起障害などの有害事象を生じたり，用量依存性に血清K^+値の上昇を認め，使用量は減少していった。
- その後2002年に米国で，ミネラルコルチコイド受容体へのアルドステロンの結合を選択的に阻害する選択的アルドステロン拮抗薬（selective aldosterone blocker：SAB）のエプレレノンが発売された。降圧利尿効果はスピロノラクトンに劣るが，性ホルモン関連の有害事象発生率は1％未満で，血清K^+値の上昇もスピロノラクトンの約半分程度と，使用しやすくなった。
- エプレレノンについては，2003年のEPHESUS試験で急性心筋梗塞後の重症心不全患者における有用性が報告され，EMPHASIS-HF試験では軽症心不全での有効性も確認された（Zannad F. N Engl J Med 2012）。
- スピロノラクトンに関しても，2007年に治療抵抗性高血圧に対する効果が示された（Chapman N. Hypertension 2007）。HFpEF（左室駆出率が保持された心不全）でのアルダクトンA®の作用を評価したTOPCAT試験（2014）では，アルダクトンA®は心不全による入院を減少させた。
- 欧米のガイドラインでは，軽症から重症まで幅広い収縮不全に対してclass Ⅰエビデンスレベル Aで推奨されている。
- 日本のガイドラインでは，ミネラルコルチコイド受容体拮抗薬は中等度～重症心不全に対してのみ推奨されているが，今後の適応拡大が予想される。
- 最近，アルドステロンが副腎皮質以外に心臓・血管細胞でも産生されること，また，アルドステロンが作用するミネラルコルチコイド受容体も腎臓以外に脳・心臓・血管・脂肪細胞などに存在していることが明らかになった［45章参照］。

［稲葉　秀子］

47 hANPを使うとき

心不全

hANPの作用
- ヒト心房性ナトリウム利尿ペプチド（human atrial natriuretic peptide：hANP）は，
  - 血管拡張作用
  - 利尿作用
  - 神経体液性因子抑制作用

  の3つの薬理作用を有する急性心不全治療薬である。
- 急性心不全の血行動態の改善には，血管拡張作用と利尿作用を期待して投与する。さらに，心不全の病態悪化に影響するレニン-アンジオテンシン-アルドステロン（RAA）系や交感神経系などの神経体液性因子を抑制して，心筋や腎臓などの臓器保護作用を発揮する。
- 血管平滑筋細胞内のcyclic GMP濃度を上昇させ，血管平滑筋を弛緩させ，動脈・静脈を拡張させる。前負荷と後負荷を軽減する。
- 利尿作用に関しては，糸球体輸入細動脈の拡張と糸球体輸出細動脈の収縮，およびメザンギウム細胞の弛緩による濾過面積の拡大などにより，糸球体濾過量が増加する。近位尿細管でのナトリウム・水の再吸収抑制，集合管での水の再吸収抑制も利尿に働く。腎髄質の血流が増加すると，髄質の浸透圧物質が洗い出され，浸透圧物質の濃度勾配が減少し，尿濃縮能が低下して利尿に働く。利尿に伴い，心臓の前負荷を軽減する。
- hANPは，RAA系による心肥大・線維化を抑制する。
- 心不全患者にhANPを投与すると，ノルアドレナリンの血中濃度が低下する。血管拡張作用や利尿作用により，血圧が下がっても心拍数上昇は少ない。

急性心不全での使い方
- hANPを急性心不全の治療に用いるとき，血行動態の改善（血管拡張作用＋利尿作用）を目的に用いるのか，それとも神経体液性因子抑制（臓器保護作用）を目的に用いるのかを意識する必要がある。目的によりhANPの

投与量は異なる．血行動態の改善には0.025〜0.05μg/kg/minを要するが，神経体液性因子抑制が目的なら低用量の0.0125μg/kg/minも考慮される．

☐ ATTEND Registryでは，急性心不全の70％にhANPが使用されていた．低血圧・心原性ショック・右室梗塞のような左室前負荷減少時，あるいは血管内脱水では，hANPは禁忌となる．

☐ hANPの適応となるのは，血管内volume overloadがあり，血圧が保たれ（収縮期血圧＞120mmHg），かつ心機能が比較的保たれている患者である．Forrester分類のsubset Ⅱ，Nohria/Stevenson分類のwet and warm（低灌流所見なし，うっ血所見あり），クリニカルシナリオのCS2（収縮期血圧100〜140mmHg，発症は緩徐で体液貯留を呈することが多い）がこれに近い．

☐ 血管内volume overloadがあるとき，hANPの血管拡張作用や利尿作用により前負荷が軽減して，血行動態の改善が期待できる．hANPには強心作用はないので，強心薬を要するような低心機能患者の急性心不全では，単独投与ではなくカテコラミンなどを併用する．

☐ hANPは，急性心筋梗塞，Killip分類Ⅳ，および腎機能障害（血清クレアチニン≧2.0mg/dL）では有効性が低かった（Suwa M. Circ J 2005）．低心機能や腎障害患者では，尿量増加などの血行動態の改善はあまり得られない．それでも，神経体液性因子の是正による臓器保護効果は期待できるので，他の治療を追加しつつhANPの投与を続ける価値はあるかもしれない．

急性心筋梗塞での使い方

☐ hANPは，緊急PCIを受けた発症12時間以内の初回急性心筋梗塞患者において，PCI施行前からhANPの持続投与（0.025μg/kg/min）を始め，3日間継続投与することにより，プラセボ群と比べて梗塞サイズを14.7％減少（p＝0.016），慢性期の左室駆出率を5.1％増加（p＝0.024）させた（Kitakaze M. Lancet 2007）．急性期の神経体液性因子を抑制するため，慢性期の左室リモデリングを緩和させる可能性が示唆されている．

［倉林　学］

48 心不全でのアミオダロンと ICDの比較

心不全

心不全患者の突然死予防
- □ 心不全患者における不整脈突然死の予防には，ICDは最も確実な治療法である。
- □ ICDの効果については，過去の大規模試験でしばしばアミオダロンとの比較がなされてきた。

突然死二次予防でのアミオダロンとICDの比較
- □ 突然死二次予防の効果に関して抗不整脈薬とICDの効果を比較検討した代表的な大規模試験には，AVID（N Engl J Med 1997），CASH（Circulation 2000），CIDS（Circulation 2000）の3つがある。
- □ AVIDでは，心室細動（VF）からの蘇生例，失神を伴う持続性心室頻拍（VT）を有する例，あるいはEF≦40％で症状を伴う持続性VTを合併した例が対象となった（症例数1,016人）。約8割が虚血性心疾患で，死亡率はICD群で15.8％，抗不整脈薬群（ほとんどはアミオダロン）で24％であり，ICD群で生存率が高かった。
- □ CASHはVT/VFからの蘇生例288人（73％は虚血性心疾患で，10％は器質的心疾患なし）を，アミオダロン群，メトプロロール群，ICD群に分けて比較。全死亡に有意差はつかなかったが，突然死率はICD群で低値だった。
- □ CIDSの対象患者は，VF例，院外心停止で除細動器による治療例，失神を伴う持続性VT例，EF≦35％で前失神または狭心症状をきたす150/min以上の持続性VT例，心電図記録のない失神例のうち10秒以上の自然発生VTが記録されたか電気生理検査にて単形性VTが誘発された例（症例数659人）。こちらも虚血性心疾患が8割以上。アミオダロン群と比較して，ICD群では全死亡・不整脈死がともに低下する傾向にあったが，いずれも有意差はつかなかった。
- □ しかしCIDSのサブ解析では，年齢（＞70歳），EF（＜35％），NYHA（Ⅲ/Ⅳ）の危険因子の有無によってクラス分けすると，最も高リスクのクラス

ではICDはアミオダロンよりも生存期間を延ばしていた（Sheldon R. Circulation 2000）。
□ これら3つの大規模試験のメタアナリシスでは，ICDはアミオダロンと比較して全死亡・不整脈死をともに減少させることがわかり，この効果はEF＜35％の症例で顕著であった（Connolly SJ. Eur Heart J 2000）。
□ 以上のことから，ICDは突然死二次予防においてアミオダロンよりも有効であり，その傾向はEF≦35％，心不全症状の重い例でより強いと推定される。

突然死一次予防でのアミオダロンとICDの比較
□ ICDによる突然死一次予防の臨床試験は多岐にわたるが，アミオダロンとの比較がなされた代表的な試験では，AMIOVIRT（J Am Coll Cardiol 2003），SCD-HeFT（N Engl J Med 2005）の2つが挙げられる。
□ AMIOVIRTは，非虚血性の拡張型心筋症を対象としたICDとアミオダロンの比較試験である。登録基準は，EF≦35％，NYHA Ⅰ～Ⅲで，非持続性心室頻拍（NSVT）を有することであった。両群間で全死亡・突然死ともに有意差がなかったが，症例数が103人と少なく，統計学的には不十分な試験である。
□ 2005年のSCD-HeFTは，対象患者2,051人，登録基準はEF≦35％，NYHA Ⅱ～Ⅲの心不全患者（虚血性心疾患52％，非虚血性心疾患48％）であった。アミオダロン群・ICD群・プラセボ群に分けられ，アミオダロン群はプラセボ群と同等の生存率であったのに対して，ICD群では有意な改善がみられた。さらにこの結果は，虚血性・非虚血性の心不全に分けても同様であった。

心不全治療でのアミオダロン
□ SCD-HeFTを含めたこれまでの大規模研究の結果，アミオダロンは心臓突然死を減らす傾向があるものの，心不全患者の死亡率は減少しないことがわかっている（Piccini JP. Eur Heart J 2009）。
□ 患者の予後改善効果という点では，ICDがより優れることに疑いの余地はない。しかしアミオダロンは，ICDの頻回作動・不適切作動の予防，心房細動のリズムコントロールやレートコントロールなど，不整脈抑制による心不全管理の面からは現在もなくてはならない薬剤といえる。

［上岡　亮］

49 大動脈内バルーンパンピングは、いつ、誰に、なぜ使うのか？

心不全

□ 大動脈内バルーンパンピング（IABP）は，
　①心原性ショックに対し，左室の収縮が終わって大動脈弁が閉じるまでの間に一気にバルーン拡張して，血圧を上昇させる効果
　②心室拡張期の冠動脈の血流を増やして冠灌流を増やす効果
　③高度の心不全に対して心室拡張期に一気にバルーン収縮して後負荷を下げる効果
　をもつ。

IABPを使うとき

□ IABPは急性心筋梗塞の緊急PCIのときに用いた経験が多い。左前下行枝や右冠動脈など大きな血管が閉塞し，PCI後も冠血流が不十分なときは，血栓やプラークによる末梢塞栓が考えられる。

□ また，ステントを繰り返しバルーンで拡張しても，血栓形成が止まらないことがある。この状況ではしばしば心収縮が低下し，低血圧になる（図49-1）。IABPを挿入して血行動態を維持し，時間をおいて冠動脈造影を行えば冠血流が改善していることがしばしばある。

□ PCIやカテーテルアブレーションの前に，待機的にIABPを用いることもある。心機能の予備能が低いときのバックアップとして使用する。EF 20％の陳旧性心筋梗塞患者の心室不整脈への準緊急的なカテーテルアブレーションに，待機的にIABPを用いた経験もある。

□ 急性冠症候群のショックでは，インターベンション前にIABPを入れる。左主幹部病変や，低心機能の陳旧性心筋梗塞の再発は，良い適応となる。IABPのバルーン拡張は血圧を上昇させる。IABPで不十分なときは，経皮的心肺補助装置（PCPS）が使用される。

□ PCPSを装着すれば，とりあえず血圧と酸素化は保たれる。循環補助流量が増加するので，全身の循環は急速に改善し，前負荷は減少する。しかし，大腿動脈に送血するので左室の後負荷は増加するため，この後負荷を軽減するためにIABPを併用することがある。筆者の施設ではPCPSは全

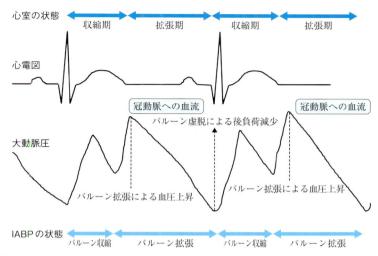

図49-1　IABPの作動

例IABPと併用し，weaning（弱めていく）のときは，まずPCPSから離脱させ，次にIABP，さらにはカテコラミン減量を試みている。
- IABPのweaningは1：1（1心拍に対して1回バルーンを拡張）から2：1（2心拍に対して1回バルーンを拡張），3：1とゆっくり拡張回数を減らし，血行動態が保てるようなら抜去となる。
- IABPは異物であり，挿入中はヘパリンを持続投与しなければならないし，ポンピングで血球破壊も生じる。
- 最近，複数の重症の筋炎にIABPを使用した。カテコラミンだけでは低心拍出量症候群や重症不整脈には対処が難しい。IABP，あるいはIABPとPCPSの併用により，かなり救命率を向上させている印象がある。

[油布　邦夫]

50 PCPSとはどんなものか？

心不全

- □ PCPSの挿入自体は比較的容易である．大腿動静脈の穿刺ができれば，多くの場合は挿入可能である．
- □ しかし，PCPSを適切に管理するためには，習熟した臨床工学士と経験豊富な医療スタッフが不可欠である．

PCPSの基礎知識

- □ PCPS（percutaneous cardiopulmonary support）とは，循環器領域で用いられる補助循環法の1つである．経皮的に挿入可能なことが，本装置の特徴の1つである．用語に関しては若干の混乱もあるため，以下にそれについて述べる．
- □ 膜型人工肺を用いた体外循環の総称がECMO（extracorporeal membrane oxygenation）であり（正確には体外式膜型人工肺を指す），本来はPCPSもこれに含まれる．本邦では，肺保護を目的として脱血管・送血管をともに静脈内（右房，下大静脈または上大静脈）に留置するV-V ECMOのみをECMOと呼ぶことも多い．この言い方にならえば，一般的に用いられているPCPSという呼称は，V-A ECMO（静脈から脱血し，動脈へ送血）と同義となる．
- □ 通常，大腿静脈から脱血管，大腿動脈から送血管をそれぞれ挿入し，脱血管の先端は右房内，送血管の先端は腹部大動脈内に留置する．
- □ 原理は単純であり，遠心ポンプにより脱血された血液は，膜型人工肺を通して酸素化され，送血管から逆行性に灌流される．
- □ 送血量（流量）は条件にもよるが，1分間に3～4Lまで可能である．
- □ 回路の組み立てが比較的短時間ですむことも有利な点である．緊急症例にも対応でき，しばしば心肺蘇生に使用される．
- □ 心臓外科手術で用いる完全体外循環型の人工心肺装置とは異なり，多くは部分的な体外循環により心肺を補助する．

どのような症例に用いるのか？

- カテコラミンおよびIABPを併用しても，心係数＜$2L/min/m^2$，収縮期血圧＜80mmHg，肺動脈楔入圧＞20mmHgを示す症例では，PCPSの使用が考慮される．言い換えれば，十分な治療を行ってもショック状態から離脱できない症例である．
- 長期の使用には不適．一時的な心肺補助で回復が見込める症例が適応となる．急性心筋梗塞による心原性ショック，心臓手術後の人工心肺からの離脱困難例，心筋梗塞による心破裂，心肺蘇生の補助，重症肺塞栓，重症心筋炎，ARDSにおける肺保護などが挙げられる．
- 自験例としては，心肺蘇生時の使用を除くと，心筋梗塞による心原性ショックまたは心臓術後の低心拍出量症候群が多い．
- 以前は重症冠動脈疾患に対するPCI施行時に用いられることもあったが（supported PTCA），最近ではそのような使用は稀である．

注意点すべき点は？

- 送血は腹部大動脈から逆行性に行われるため，自己の心拍出量にもよるが，下行大動脈近辺で血流が競合しやすい．この場合，脳および冠動脈の灌流の多くは，自己の肺および心臓からの血液に依存することになる．したがって，人工呼吸器の設定は通常どおりに行うとともに，上半身の酸素化の状態に十分に注意を払う．
- PCPSには心臓の前負荷軽減効果はあるが，血流の競合により後負荷は上昇する．心原性疾患にはIABPと併用されることが多い．
- PCPSでは，血栓予防のためヘパリンなどの抗凝固薬が必須である．さらに血小板の機械的な破砕も生じ，出血傾向は高度となる．1週間を超えて使用すると，輸血が必要となることが多い．
- PCPS使用中に心機能が改善すると，自己の心臓からの血流が優位となり，酸素化が低下することがある．上半身，特に脳・冠動脈（心臓）が影響を受けやすい．
- PCPSで大腿動脈から挿入される送血管は15Fr以上と太く，下肢の阻血をきたしやすい．閉塞性動脈硬化症ではPCPSは使いにくい．下肢の阻血を回避するために，逆向き（血流方向からは順行性）に動脈シースを挿入し，その先端から下肢末梢へ向けて血液を灌流させる方法も有効である．

［細川　丈志］

51 心臓再同期療法とはどういうものか？

心不全

心臓再同期療法とは？

- □「再同期」は，「同期していない心臓」に対して行われる。同期していないとはどういうことか？
- □ 心不全の心臓は心拡大で引き伸ばされ，心筋変性により刺激伝導系が障害される。心電図の「QRS幅」が広くなる。心室興奮や収縮各部位の機械的運動のタイミングにずれが生じ，調和が失われる。
- □ 完全左脚ブロックになると，側壁側の収縮が遅れ，ここが収縮する頃には心室中隔の収縮は終わっている。つまり，図51-1のように押し合いへし合いの状態になってしまう。一気に左室全体が収縮するのと比べて，効率が悪い。

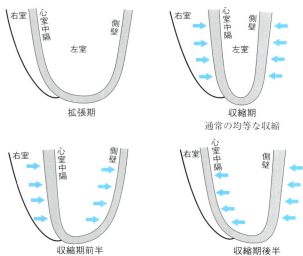

図51-1　同期していない心室の収縮

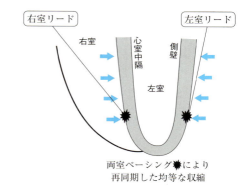

図51-2 ペーシングによる同期

- この同期できない左室の収縮を均等に収縮させるのが，心臓再同期療法である。

再同期のペーシング

- 通常のペーシングは右室からのペーシングであり，心室中隔側からのペーシングになる。
- 図51-2のように，右室からのペーシングに加え側壁側からも同時にペーシングすることにより左室の同期が保たれ，均等な収縮が可能になる。QRS幅の狭小化が治療効果の1つの目安である。左室の収縮同期不全では無駄な動きが多いが，両室ペーシング後は均等にスムースに収縮できるようになる。左室の収縮同期不全のみならず収縮力自体が劇的に改善し，ほぼ正常心機能に復帰した著効例も経験した。
- 一方，約3割はほとんど効果を認めない「ノンレスポンダー」である。虚血性心筋症で広範な線維化があるときや，右脚ブロック型に多い。効果が期待できるのは，罹患歴の浅い拡張型心筋線維化，左脚ブロック，QRS幅≧150msなどの条件を満たすケースである。左室リードは側壁側の冠静脈枝に留置することが大事で，心尖部近くに配置すると効果が得にくい。
- 通常のペースメーカーとの違いは，①除細動機能付きのものはデバイス自体が大きい，②冠静脈洞から冠静脈の枝に挿入する左室リードが加わる，という点である。左室リードはガイディングカテーテルとPCI用のガイドワイヤーを用いて通過性の悪いステントを入れるような感覚であり，ガイディングカテーテル・ワイヤー・リードの関係がPCIの手技と似ている。

[油布 邦夫]

52 肥大型心筋症と高血圧の肥大は見た目のどこが違うか？

心筋・心膜疾患，弁膜症

- □ 左室圧負荷による二次的肥大と，明らかな原因なしに心筋細胞が肥大したり，細胞間質への異常蛋白蓄積によって起こる肥大がある．
- □ 高血圧心は圧負荷による肥大の代表である．高血圧心では左室全体が代償性に均等に肥大する（求心性心肥大）．通常は右室壁厚は正常である．大動脈弁狭窄症でも起こる．
- □ 特発性の心臓肥大の代表が肥大型心筋症であり，不均一な肥大を示す．Maronが肥大部位に基づく分類を提唱し（J Am Coll Cardiol 1994），これに日本人に多い心尖部肥大を追加してⅠ～Ⅴ型に分類される（図52-1）．肥大型心筋症は，高血圧性心肥大ではみられない右室肥大をきたすことがある．
- □ 一方，圧負荷による代償性求心性肥大には肥厚レベルの限界がある．壁厚が極端に厚い（≧1.5cm）場合は，アミロイドーシス・糖原病・Fabry病などの蓄積性疾患の鑑別が必要である（図52-2）．壁厚に加えて，心筋の輝度，心囊液の有無，弁膜肥厚も評価する．
- □ 例外的に，肥大型心筋症に高血圧や大動脈弁狭窄症などが合併すると，求心性肥大を呈する．高血圧治療や大動脈弁置換術などで左室のreverse

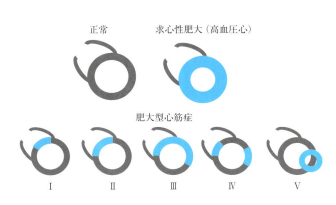

図52-1 高血圧心と肥大型心筋症の肥大

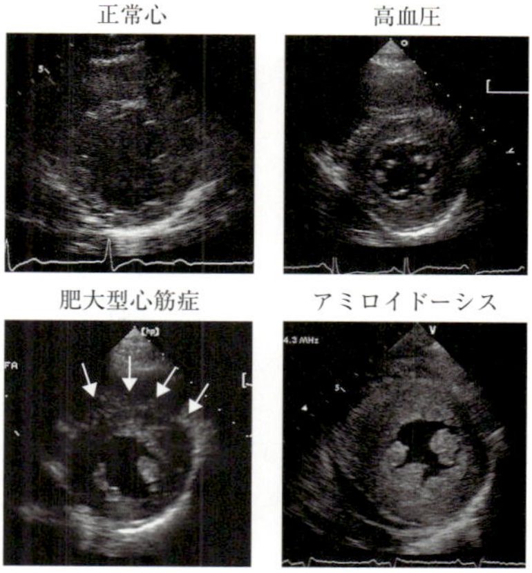

図52-2 心エコーによる肥大の評価

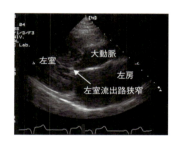

図52-3 肥大型心筋症における僧帽弁収縮期前方運動（SAM）

remodeling（壁厚の正常化）が起こる過程で，非対称性肥大が顕在化する。

不均等な肥大を見たら

□ 肥大型心筋症に特徴的な所見について評価する。
- 左室壁運動：肥大型心筋症は通常，左室壁運動は保たれるが，肥大部位の壁運動が低下することがある。拡張相肥大型心筋症では正常壁厚となることがある。
- 左室内腔狭窄：僧帽弁収縮期前方運動（systolic anterior motion：SAM）を認め，左室流出路狭窄をきたす場合，閉塞性肥大型心筋症という（図52-3）。SAMは，前中隔肥大，乳頭筋の肥大および前方付着，僧帽弁前尖・後尖のサイズなどが関与している。ときに左室中部に狭窄を認める。

□ 不均等な肥大は肥大型心筋症，均等な肥大は高血圧・大動脈弁狭窄および蓄積性疾患を念頭におく。

[村田 光繁]

53 心尖部肥大型心筋症の心電図

心筋・心膜疾患,弁膜症

肥大型心筋症とは?
- 肥大型心筋症は,高血圧や弁膜症などの心肥大を起こす原因がないにもかかわらず,左室ないしは右室心筋の異常な肥大を起こす疾患である。高血圧や弁膜症によるものと異なり,不均一な肥大が多い。
- 肥大型心筋症の発生頻度は約0.4%。中年以降の男性に多く,大半は健康診断で発見される。
- 肥大型心筋症は以下の4つに分類される。
    1. 左室流出路閉塞性肥大型心筋症:心室中隔基部の肥大によって左室流出路の狭窄を呈する
    2. 心室中部閉塞性肥大型心筋症:心肥大に伴い心室中部で内腔狭窄がある
    3. 心尖部肥大型心筋症:心肥大が心尖部に限局する
    4. 拡張相肥大型心筋症:肥大型心筋症から拡張型心筋症に移行したもの

心尖部肥大型心筋症の診断
- 肥大型心筋症は心エコーで診断する。
- 心尖部肥大型心筋症は,心室中隔および左室壁の壁厚が乳頭筋レベル付近から心尖部にかけて急激に増大している。しかし,しばしば心エコー図による描出は困難である。左室造影,CTや心臓MRI検査などの画像検査から総合的に診断する。

肥大型心筋症の心電図
- 心尖部肥大型心筋症では,心尖部に近接する左側胸部誘導(V_3〜V_5)に高電位を伴う巨大陰性T波を認める(図53-1・2)。V_3〜V_5を中心に1.0mV以上で対称性の巨大陰性T波を認め,しばしばST低下も伴う。
- ときに,高電位や巨大陰性T波は軽減する。その原因は肥大心筋の変性,線維化に伴う退行性変化と考えられている。
- 心室中隔の肥大に伴う深いQ波は,心尖部肥大型では目立たなくなる。

[篠原 徹二]

53 心尖部肥大型心筋症の心電図

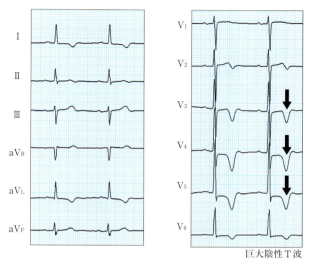

巨大陰性T波

図53-1　肥大型心筋症の12誘導心電図。左側胸部誘導（V₃〜V₅）に対称性の巨大陰性T波を認める。

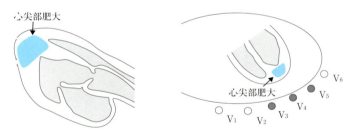

図53-2　左室心尖部肥大。V₃〜V₅は，肥大した左室心尖部に近接しているため特徴的な所見を呈しやすい。

54 典型的なたこつぼ心筋症とは？

心筋・心膜疾患，弁膜症

たこつぼ心筋症とは？
- 1990年に佐藤らは，胸痛などの胸部症状やST上昇など急性心筋梗塞に似た臨床経過をたどるが，冠動脈病変が乏しい病態を「たこつぼ心筋症」という名前で報告した．心尖部に壁運動異常を伴い，収縮期の左室腔がたこつぼ様の形態を示す疾患である．

患者背景と発症様式
- 高齢の女性に多い．しばしば精神的ストレスや身体的ストレスが先行する．
- 症状としては，突然に生じる胸痛や呼吸困難などが多い．急性心筋梗塞よりは軽度で，胸部症状を欠くこともある．失神やショックで発症することもある．

心電図所見
- 広範な誘導でSTが上昇し，T波が陰性化して，QT延長を認める．
- 急性心筋梗塞よりも広範位にST上昇を示す．ST上昇は，右側の胸部誘導では頻度が低い．前胸部誘導でST上昇を認めても，対側誘導のⅡ・Ⅲ・aV_FにST低下はみられない．異常Q波は少なく，出現しても経過中に消失する．
- aV_RのST低下があること，V_1のST上昇がないことの組み合わせは，感度91％，特異度96％，正診率95％でたこつぼ心筋症を診断できる (Kosuge M. J Am Coll Cardiol 2010)．

血液検査所見
- クレアチンキナーゼ (CK)，CK-MB，トロポニンなどの心筋傷害マーカーの変化は小さい．左室が心尖部〜中間部の広範な収縮低下を示すにもかかわらず心筋傷害マーカーの変化が少ないことは，たこつぼ心筋症を特徴づける．BNPやNT-proBNPなど心不全のバイオマーカーは上昇する．

心臓カテーテル検査所見
- [ ] 冠動脈狭窄はないが，心尖部を中心とした左室壁運動低下を認める。冠動脈に不安定プラークや狭窄がないという所見は，診断確定に重要である。冠動脈灌流域と一致しない左室心尖部～中間部の全周性の壁運動低下と，心基部の過収縮によるたこつぼ様の形が特徴となる。
- [ ] 左冠動脈前下行枝が対角枝の分岐部より遠位側で閉塞した急性心筋梗塞では，心尖部の全周性壁運動低下を認め，たこつぼ心筋症と鑑別しにくいことがある。
- [ ] 当初は急性冠症候群と診断された患者の1～2％が，結果的にたこつぼ心筋症と診断されたとの報告がある。

心エコー所見
- [ ] 心エコーでは，左室造影と同様の左室壁運動異常を認める。非侵襲的な検査は，左室壁運動異常の回復過程の観察に適する。左室壁運動異常は数日後から改善し，1～数週間後には正常化することが多い。
- [ ] 頻度は高くないが，左室内血栓の検出にも心エコーは役に立つ。

［倉林　学］

55 不整脈原性右室心筋症はどういう病気か？

心筋・心膜疾患，弁膜症

不整脈原性右室心筋症とは？

- 不整脈原性右室心筋症（arrhythmogenic right ventricular cardiomyopathy：ARVC）は不整脈原性右室異形成（arrhythmogenic right ventricular dysplasia：ARVD）とも呼ばれ，ARVC/Dとも表記される．遺伝性と考えられているが，孤発例も多い．右室心筋が線維脂肪組織に置換されるという特徴を有し，突然死をきたす．頻度は2,000～5,000人に1人，3：1で男性に多い．12の染色体座に連鎖する常染色体優性遺伝の形式をとるARVC1～12と，常染色体劣性遺伝の形式をとるNaxos病が同定されている．
- 形態学的には，右室の拡大・壁運動異常（局所性～びまん性）や瘤形成を認め，左室機能異常を伴う例もある．病初期には心エコーで器質的異常を指摘できないこともある．
- 臨床像としては心室不整脈と右心機能低下に伴う心不全症状がメインとなるが，心臓の構造的異常が明らかでない病初期においても，心臓突然死のリスクはある．

診　断

- McKennaらは右室の機能的・形態学的異常，組織所見，再分極異常，脱分極異常と伝導障害，不整脈，家族歴の6つからなる診断基準を提唱しており（Br Heart J 1994），2010年には改訂版が発表されている（Circulation 2010）．
- 心電図所見としてV_1～V_3誘導のε波が知られているが，必発ではない．生検も病変組織の採取ができるとは限らない．病態と検査所見が合致しないこともある．
- 右室に機能的・形態学的異常を認めるときや，心室不整脈のスクリーニングには，本疾患を念頭におく．
- 一般に予後が良いとされる右室流出路起源の心室期外収縮や心室頻拍のなかにも，ARVC/Dが紛れ込んでいることがある．

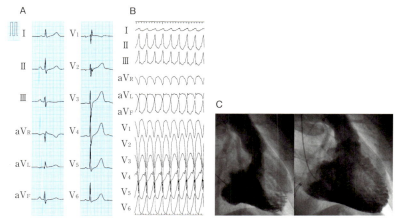

図55-1 A, B：症例の非発作時（A）と心室頻拍（B）の心電図。C：症例の右室造影。右室流出路後側壁にpauch様の突出像，三尖弁輪部6時方向に瘤状変化を認める。

症例

- [ ] 60歳代の男性。全身倦怠感を自覚し前医を受診したところ，心室頻拍を指摘され，当院へ紹介となった。失神歴や突然死の家族歴なし。心室頻拍は左脚ブロック・下方軸型のいわゆる右室流出路起源の波形であった（図55-1A, B）。
- [ ] 心エコーおよび心臓MRIでは右室拡大や壁運動異常は明らかではなく，器質的異常もみられなかった。しかし，カテーテルアブレーションに先立って右室造影を行ったところ，右室流出路後側壁にpauch様の憩室構造を，三尖弁輪部6時方向に瘤状構造物を認めた（図55-1C）。右室心内膜下心筋生検では，心筋の脂肪変性を含み，ARVC/Dとして矛盾のない所見が得られた。

治 療

- [ ] 根本的治療はない。致死的不整脈があればICDを植込む。本邦の一次予防のガイドラインでは，持続性心室頻拍が誘発され，突然死の家族歴または加算平均心電図による遅延電位が陽性で，右室不全がある場合に，ICDがclass Ⅱa，アミオダロン・ソタロールによる薬物治療がclass Ⅱbとなる。
- [ ] カテーテルアブレーションも心室不整脈に対して有効であるが，ARVC/Dは進行性であり，ICDの適応について検討すべきである。

［上岡　亮］

56 心サルコイドーシスはどういう問題を起こすか？

心筋・心膜疾患，弁膜症

- □ サルコイドーシスは，原因不明の類上皮非乾酪性肉芽腫を認める全身性疾患で，10万人に10～50人の有病率。
- □ 皮膚・眼・耳下腺・神経・肺・心臓などをおかす多臓器性疾患である。
- □ 心病変としては不整脈や心不全を生じ，ときに突然死の原因となり，予後を左右する。ステロイド治療が有効な例がある。

心サルコイドーシス（心病変）

- □ サルコイドーシス患者の5～10%に心臓の病変を認める。サルコイドーシス剖検例の20%に心サルコイドーシスが認められるため，生前の診断率は50%程度と考えられる。
- □ 病変が心筋内に散在性に分布するため，心筋生検はサンプリングエラーが生じやすい。

臨床症状

- □ 心病変の部位・範囲により多彩な臨床症状を呈する。脚ブロックやST異常などの心電図異常，房室ブロックや心室頻拍による動悸・失神，および息切れ・浮腫などの心不全症状を呈する。図56-1に病変部位による心症状を示す。
  - ● 脚ブロックと房室ブロック：心室中隔の病変を示唆する。心サルコイドーシスに高頻度にみられる。原因不明の房室ブロックではサルコイドーシスを鑑別に挙げるべきである。
  - ● 心室不整脈：心室にリエントリーの基質が形成されると心室頻拍を認める。
  - ● 左室壁運動異常：冠動脈分布に一致しない限局性の壁運動異常を認める。好発部位は心室中隔基部。進行すると拡張型心筋症と類似してくる。
  - ● 心室壁の肥厚と菲薄化：心病変の炎症活動期には，浮腫を伴うリンパ球浸潤や類上皮細胞肉芽腫により病変部の心室壁肥厚と壁運動低下を

56 心サルコイドーシスはどういう問題を起こすか？   113

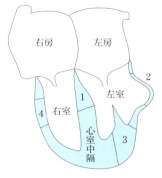

1. 心室中隔基部：房室ブロック，脚ブロック
2. 乳頭筋：僧帽弁閉鎖不全
3. 左室自由壁：ST異常および異常Q波，壁運動異常，拡張障害，心室不整脈，心室瘤
4. 右室自由壁

図56-1 心サルコイドーシスにおける好発部位と関連する臨床徴候〔Roberts WC, et al. Sarcoidosis of the heart. A clinicopathologic study of 35 necropsy patients (groupⅠ) and review of 78 previously described necropsy patients (groupⅡ). Am J Med 1977；63：86-108, Elsevier〕

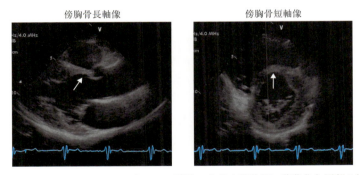

図56-2 サルコイドーシスの心エコー所見．心室中隔基部に菲薄化と同部の壁運動異常を認める．本症例は，心電図上高度房室ブロックを合併していた．

生じ，肥大型心筋症様となる．その後，肉芽腫性炎症から線維化へと移行すると，同部の限局した心室壁菲薄化を認めるようになる．壁菲薄化は心サルコイドーシスに特徴的な所見である（Valantine H. Br Heart J 1987）（図56-2）．

［村田 光繁］

57 感染性心内膜炎は誰に起きやすいか?

心筋・心膜疾患,弁膜症

- 感染性心内膜炎(infective endocarditis:IE)は,病原微生物が弁膜や心内膜に感染して疣腫(vegetation)や膿瘍を形成する全身性敗血症性疾患である(図57-1)。菌血症以外に,塞栓症・心障害などの多彩な臨床症状を呈し,ときに脳出血などの致命的合併症を引き起こして死に至る。
- 100万人当たり年間10〜50例発症し,頻度は高くない。この稀有性のため,合併症を生じた後にはじめて診断されることが多い。

疣腫ができる機序
- 年齢に関係なく発症する。細菌が血液に感染する菌血症と,心内膜に細菌が集簇しやすい環境が必要である。弁膜症や先天性心疾患に伴う異常血流による心内膜の損傷や人工弁などの異物の影響で生じた非細菌性血栓性心内膜炎(nonbacterial thrombogenic endocarditis:NBTE)に菌が付着・増殖し,疣腫が形成される。

拡張期

収縮期

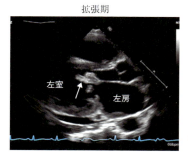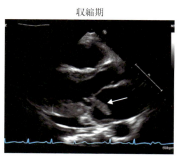

図57-1 感染性心内膜炎の巨大疣腫。拡張期に左室側へ,収縮期に左房側へ移動する僧帽弁に付着した巨大な疣腫。

誰に起きやすいか？

□ 基礎心疾患を有する症例に起きやすい。尿路感染症・肺炎・蜂窩織炎や、菌血症を生じ得る手技や処置が誘引となる。
□ 薬物中毒患者は正常弁でも発症する。悪性腫瘍（特に腺癌）や膠原病（抗リン脂質症候群）などはNBTEができやすい。ステロイド長期投与や免疫不全による易感染状態も念頭におく。
□ ときに心疾患の既往がない症例に発症することもあり（本邦の調査では17.9％），不明熱では常に考慮する。
□ 高リスク心疾患
　● 人工弁，感染性心内膜炎の既往
　● 非チアノーゼ性先天性心疾患（二次孔型心房中隔欠損症以外のすべて）
　● 複雑性チアノーゼ性先天性心疾患（単心室，完全大血管転位，Fallot四徴症）およびその術後（体循環と肺循環系の短絡増設術後）
　● 大動脈弁膜症
　● 僧帽弁膜症（僧帽弁狭窄症や逆流のない僧帽弁逸脱を除く）
　● 閉塞性肥大型心筋症
　● ペースメーカー植込み患者，カテーテル留置患者

予防的抗菌薬の投与

□ 抜歯などの侵襲的処置は感染性心内膜炎の高リスクとなるという発想から、抗菌薬の予防投与が勧められてきた。
□ 1950～1980年頃は経験的に行われたが、それ以後は動物実験の観察により客観的根拠のある予防治療として標準化された。しかし、2000年あたりから、予防治療の有効性、あるいは費用対効果の面から、抗菌薬による予防の価値に疑問がもたれるようになった。
□ 一連の疫学的検討に基づいて、2007～2008年にかけての欧米のガイドラインでは、抜歯時の抗菌薬の一律の処方は支持されなくなった。このため抗菌薬の予防投与は著減したが、感染性心内膜炎が急激に増加するということはなかった。しかし、2008年以降に感染性心内膜炎が多少増えているという意見もあり、まだしばらく議論は続く模様。

［村田 光繁］

58 感染性心内膜炎診断の鍵は何か?

心筋・心膜疾患，弁膜症

□ 次の4つが感染性心内膜炎の診断の鍵となる。
　①注意深い診察
　②注意深い問診
　③注意深い経過観察
　④正しい血液培養

診　察

□ 症状・身体所見として最も重要なものは，発熱と心雑音。発熱は最も頻度の高い症状である。改訂版Dukeの臨床的診断基準では38℃以上の発熱が診断基準の1つとされているが，微熱にとどまることもある。微熱であっても，長期間続いたり繰り返す発熱では，本症の可能性を疑う。

□ ほとんどの例で心雑音が聴取される。Duke診断基準では「既存の雑音の悪化または変化のみでは十分でない」とされているが，以前の聴診所見が不明なことが多く，発熱と心雑音を認めれば感染性心内膜炎を疑うべきである。

□ 全身性の塞栓症も重要である。特に感染徴候を伴う多発性脳梗塞では，感染性心内膜炎を必ず鑑別する。

□ Osler結節・Janeway疹・Roth斑・眼球結膜出血などは出現頻度が低いが，Duke診断基準の小基準に含まれ，診断的価値が高い。

問　診

□ 過去1年の病歴を詳細に把握する。特に投薬歴が重要で，抗菌薬が投与されていると症状出現後の起因菌の検出率が大きく低下する。患者からの情報だけでなく，直接診療情報提供を求めるべきである。

□ 起因菌が検出できない場合は，齲歯や歯周病などの口腔内病変の有無，歯科治療歴の有無，扁桃摘出などの耳鼻科処置の有無，経過の緩急が抗菌薬選択を左右する。病歴の聴取は重要である。

経過観察

- 感染性心内膜炎は，初診時に確定診断に至らないことも多い。しばしば経過観察中に，新規の心雑音や心不全徴候，全身の塞栓症状の出現などから診断に至る。「疣腫を認めないから感染性心内膜炎は否定できる」とも言い難い。

血液培養

- 血液培養は最も重要な検査である。抗菌薬耐性菌や真菌が検出されれば速やかに手術を行うべきであるし，抗菌薬感受性連鎖球菌が検出されれば十分な抗菌薬治療を優先すべきである。
- ブドウ球菌による感染性心内膜炎は，連鎖球菌に比べ急性の経過をたどる。抗菌薬の治療に固執せず，いつでも手術できるように心臓外科医との連携を要する。
- HACEK と呼ばれる口腔内・上咽頭のグラム陰性桿菌（*Hemophilus, Acinetobacillus, Cardiobacterium, Eikenella, Kingella*）は培養が難しいため，検査室に 4 週間培養するように指示する。
- 血液培養は複数回行うことで感度が上昇する。8 時間ごとに 3 回以上血液培養を行うことが推奨されている。抗菌薬が投与されているなら，可能な限り 48 時間以上中止して血液培養を行う。また，皮膚常在菌のコンタミネーション（混入）は検査結果の解釈を困難にする。適切な採血手技を習得しなければならない。

＊　　　＊　　　＊

- 経胸壁心エコーによる疣腫の検出は特異度が高いものの，感度は 60％ 程度。特に人工弁感染では，感度はさらに低い。また，弁輪部膿瘍・弁穿孔などの合併症の評価も経胸壁心エコーでは不十分である。経食道心エコーは感度・特異度ともに高いものの，半侵襲的である。積極的に感染性心内膜炎を疑う場合に適応となる。
- もう 1 つ大事なことだが，感染性心内膜炎の心エコー検査は，その施設で一番上手な者（一番上手な医師ではない）が一番良い装置を使って行うべきである。

[伊波　秀]

59 心房中隔欠損症はなぜ早めに手術したいか？

心筋・心膜疾患，弁膜症

成人で見つかる心房中隔欠損症
- 心房中隔欠損症は，2番目に頻度の高い成人先天性心疾患である。心室中隔欠損症が全収縮期雑音により身体所見から見つかるのに対して，心房中隔欠損症をⅡ音の分裂から疑うことは難しい。
- 心電図が右軸偏位・不完全右脚ブロックの症例は，小児期からの健康診断で見つかるが，正常心電図の場合は大人になって偶然見つかることも多い。
- 心房レベルでの左右短絡のため，右心系への容量負荷がかかり，右房・右室の拡大を生じる。先天性心疾患のなかでは，肺高血圧症にはなりにくい。多くは50～60歳頃まで無症状に経過するが，やがて労作時の息切れや上室を中心とする不整脈による動悸を生じてくる。

心房中隔欠損閉鎖術の適応
- 心房中隔欠損閉鎖術には，開心術による外科的閉鎖術と，2006年より国内で可能となった経皮的閉鎖術がある。いくつかの施設では，低侵襲心臓手術（MICS）と呼ばれる内視鏡的開心術を応用した外科的心房中隔欠損閉鎖術が施行されている（Hopkins RA. Ann Thorac Surg 2004）。スキューバダイビングや登山希望者は，閉鎖術の対象となる。スキューバダイビングでは空気脳塞栓症のリスクが上昇する。登山は必ずしも心房中隔欠損症の閉鎖を必須とはしないが，筆者は心房中隔欠損症の閉鎖前に登山時に高地肺水腫となりヘリで救助された症例を経験している。
- 息切れや不整脈，奇異性塞栓症などの自覚症状を有する症例は，閉鎖術の適応となる。自覚症状が出現するのは，ほとんどが40歳代以降である。逆に若年者では，ほとんどが無症候であり，検査データに従って閉鎖術の適応を決定する。
- 無症候例では，閉鎖術の適応は左右短絡量により決定される。外科的閉鎖術は，$Q_p/Q_s≧2.0$であれば絶対適応，Q_p/Q_s 1.5～2.0は境界領域である。経皮的閉鎖術では$Q_p/Q_s≧1.5$が適応となる。また，肺高血圧を有する症例は閉鎖術の適応である。

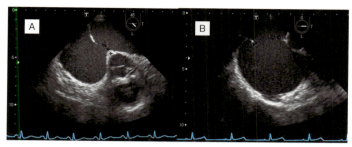

図59-1　経食道心エコーで描出される心房中隔欠損孔。症例A) 50歳代，男性，高血圧・慢性腎臓病Stage 3b。症例B) 20歳代，女性，危険因子なし。心房中隔欠損孔の大きさは，明らかにAのほうが小さい。しかし年齢や危険因子により，Q_p/Q_sはいずれも1.9である。

- 左右短絡量は，第1に欠損孔の大きさにより決定される。しかし，短絡量は加齢などによる左室コンプライアンスや左室内圧により変化する。一般的に，左室機能低下や腎障害に伴って左右短絡量は増加する（図59-1）。
- 外科的心房中隔欠損閉鎖術と経皮的閉鎖術の割合は，近年ではおおむね1：1。

心房中隔欠損閉鎖術と術後

- 外科的閉鎖術の周術期死亡率は1％以下。心房中隔欠損閉鎖術に，三尖弁輪形成術やMaze手術など他の術式を加えることで，開心術のリスクは上昇する。
- 心房中隔欠損症術後患者の長期予後については，25歳未満の手術例では一般対象症例と変わらないが，25歳以上では一般対象症例よりも悪かった（Murphy JG. N Engl J Med 1990）。年齢が術後経過の規定因子である。
- 40歳以上に限っても，心房中隔欠損症を外科的に閉鎖したほうが死亡率・心不全発生率は低い（Konstantinides S. N Engl J Med 1995）。しかし，上室不整脈については術後も注意が必要である。
- 国内ではこれまで7,000以上の症例が経皮的心房中隔閉鎖術を施行されているが，死亡例は報告されていない。

［七里　守］

60 僧帽弁閉鎖不全はいつ手術を勧めるか?

心筋・心膜疾患，弁膜症

- 僧帽弁閉鎖不全症（MR）の手術適応について，基本的な考え方は国内外で差はない。米国のガイドラインにおける手術適応のclass Iは，重症高度MRで自覚症状があり，左室収縮能が保たれているもの（EF＞30％，LVDs≦55mm），または自覚症状はないが左室収縮機能が低下しているもの（EF≦60％，LVDs≧40mm）となっている。
- ガイドラインでの手術適応は，現在では高度MRが前提だが，最近は軽症〜中等症での手術の意義が報告されている
- 以下に代表的な報告例を示す。
  - 手術前に症状が軽微な患者の手術後生存率は良好であり，年齢・性別を調整した一般米国人口と同等である。中等度の心不全患者では，手術は生命予後を改善するが，健常者には及ばない。
  - 無症候のMRの検討でも，中等度以上の僧帽弁逆流や左室駆出率低下（≦50％）があれば，一般人口よりも死亡率が高い（10年死亡率45％）（Avierinos JF. Circulation 2002）。
  - ガイドラインのclass Iに該当しないMRを保存的治療群と手術群に分けて追跡すると，手術群は長期生存率に優れていた（Suri RM. JAMA 2013）。
- ガイドラインでは，自覚症状はなく左室収縮機能も正常（EF＞60％，LVDs＜40mm）だが心房細動の新規発症や肺高血圧症があるとき，または弁形成術が可能なら，class IIa（データなどから有効の可能性が高い）となる。しかし，自覚症状はあやふやなものであり，訴えがなかった患者でも手術後に改善感を自覚することは少なくない。
- 僧帽弁形成術は進歩しており，術後の抗凝固療法なしでも生命予後は良い。弁形成術が可能な時期に手術を勧めることが多くなった。

二次性僧帽弁閉鎖不全症の手術適応

- リウマチ性や僧帽弁逸脱，あるいは感染性心内膜炎による弁尖・腱索の病変による一次性のMRと，弁の障害は少ないが心筋梗塞や拡張型心筋症に

よる二次性のMRがある。二次性MRは左室拡大により偏位した乳頭筋が僧帽弁を引っ張っている。この現象をテザリング（tethering）と呼び，弁の接合部が浅くなって逆流を生じており，機能性MRあるいは虚血性MRという言葉もある。
□ 近年リウマチ性の僧帽弁疾患は激減しているが，虚血性・機能性のMRは増加傾向にある。
□ 虚血性MRの手術成績は，重篤例が多いこともあって良好とは言い難い。弁輪形成術だけではなくテザリング軽減術（Batista術）も行われている。

急性僧帽弁閉鎖不全症の手術
□ 急性MRと慢性MRの手術適応は異なる。急性MRは左室の急激な容量負荷により肺うっ血と低心拍出をきたす。腱索断裂や心筋梗塞に伴う乳頭筋断裂，感染性心内膜炎によるものがあり，内科的治療により血行動態が維持できないときに緊急手術を行う。
□ 急性MRでは，急激な左房圧上昇のため収縮期の左房-左室圧較差が通常よりも小さくなるので，逆流ジェットが過小評価されやすい。また，代償性に高拍出状態であれば，心機能低下があっても見かけ上は正常に見える。
□ 左室収縮能低下例は術後の予後が不良であり，心機能の低下が不可逆的なものになる前に外科的治療を検討する必要がある。

感染性心内膜炎による僧帽弁逆流
□ 僧帽弁の感染性心内膜炎は，僧帽弁逸脱症や大動脈弁逆流症例に多い。抗菌薬による内科的治療が基本であり，感染治癒後の手術適応は通常のMRと同様である。
□ 炎症が遷延するときや，心不全・脳塞栓症など重篤な合併症があれば，外科的治療を検討する。ガイドラインの感染性心内膜炎の手術適応は，臨床所見　心エコー検査による疣腫の可動性や大きさなどで考慮されている。
□ 感染が沈静化していない状態では，手術リスクや術後再発リスクが高い。

経皮的弁修復術
□ 欧米では，年齢や合併症のために外科的手術に不向きな中等度〜重度のMRに，MitraClip®（マイトラクリップ）というデバイスを用いたカテーテル治療が行われている。カテーテルを用い「クリップ」で弁を直接つかんで引き合わせる手技であり，安全性・有効性を検討した2011年のEVEREST II試験では，1年後の再手術率はMitraClip®群のほうが多かったが，安全性の面で優位性がみられた。日本でも治験が行われている。

［稲葉　秀子］

61 大動脈弁狭窄はいつ危険になるのか?

心筋・心膜疾患,弁膜症

- [ ] 自覚症状のある大動脈弁狭窄症（AS）は危険な状態である。
- [ ] 弁膜症全般にもいえるが，ゆっくりと進行するものは，なかなか症状に気づきにくい。自覚症状の発現は，一定の閾値を超えた状態で，しばしば重症である。

高齢化する大動脈弁狭窄症
- [ ] ASの原因には，動脈硬化性・先天性二尖弁・リウマチ性などがある。リウマチ熱を原因とするものが減少し，動脈硬化性のものが増加した。
- [ ] 動脈硬化性のASの増加と高齢化の影響により，重症例の平均年齢も上昇し，80歳以上が多い。
- [ ] 開胸手術による大動脈弁の人工弁への置換が根治的治療である。開胸手術が困難な症例の一部には，経カテーテル大動脈弁留置術（transcatheter aortic valve implantation：TAVI）が行われている。
- [ ] ASの診療では，どの時点で手術に踏み切るかがポイントとなる。

何に注意すべきか？
- [ ] ASは突然死をきたす。自覚症状があれば予後は不良である。自覚症状出現後の進行は速い。速やかに治療方針を決定する必要がある。
- [ ] 重症化すると狭心症状や失神発作などを認める。臨床症状と生命予後との関連が明らかであり，保存的治療のみの平均予後は，狭心症発現から5年，失神発作発現から3年，心不全発現から2年である（Ross J Jr. Circulation 1968）。予後の面からは，症状が発現する前の手術が望ましい。

検査所見をどのように判断するか？
- [ ] 心エコーで簡便に病状を把握できる。左室へのカテーテル挿入は合併症も生じかねず，カテーテルによる圧較差測定は必須ではない。ただし，高齢者では虚血性心疾患の合併が多いため，術前評価としての冠動脈造影は必要である。

- ASの重症度の目安として，左室-大動脈間の圧較差が用いられてきた．圧較差は心エコーおよび心臓カテーテル検査で求められるが，その値は変動する．
- 心エコーの圧較差とカテーテルの圧較差は異なる．前者が高値を示すが，詳細は心エコーのテキストを参照されたい．
- 大動脈弁閉鎖不全症（AR）があれば圧較差は過大評価される．また，左室の収縮力が低下すると過小評価される．この場合，病状が改善したわけではなく，むしろ悪化したものである．
- 圧較差は末梢血管抵抗と心拍出量によっても変動するが，心エコーで90 mmHgを超える圧較差があれば手術適応を考えてよい．
- 一般的に圧較差≧50 mmHgが手術適応とされているが，上述のように測定値の再現性には限界が多い．このため，弁口面積のほうが手術適応の判断にはより信頼性が高いとする見解もある．
- 大動脈弁口面積<1.0 cm^{2}では重症と考え（正常：3.0〜4.0 cm^2），手術を考慮する．
- 重症のASであっても，左室壁は高度に肥厚するが，左室の動きは保たれることが多い．左室収縮率の低下や左室内腔拡大を伴えば重篤であり，突然死の危険性もある．
- 左室壁が高度に肥厚した状態では，手術中の心筋保護に支障をきたすことがある．早期の手術を勧める理由の1つである．
- 最近では80歳以上でも積極的に開胸手術が行われている．年齢のみで手術対象から除外すべきではない．

［細川 丈志］

62 大動脈二尖弁では何がまずいか？

心筋・心膜疾患，弁膜症

- □ 大動脈弁は，左冠尖・右冠尖・無冠尖の3つの弁尖をもつ。大動脈二尖弁は3つの弁尖のうち2つが癒合して二尖になる先天的異常である。全人口の1%に認め，2：1で男性に多い。孤発例もあるが，常染色体優性遺伝も示す。
- □ 大動脈縮窄症・心室中隔欠損症・動脈管開存などの先天性心疾患を合併することもある。右−左冠尖の癒合（前後型：図62-1）が70〜80%，右−無冠尖の癒合（左右型：図62-2）が10〜20%。左−無冠尖の癒合は少ない。
- □ 青年期まではおおむね無症状。中年以降に大動脈弁閉鎖不全症（AR）や大動脈弁狭窄症（AS）が生じる。ときに，大動脈基部や上行大動脈に大動脈瘤や大動脈解離を認めることもある。

大動脈弁の機能異常
- □ 弁尖の動きの異常や，弁を通過する血流が乱流となり，弁の変性が起こる。弁の線維化・肥厚・石灰化がASをまねく。
- □ 弁尖の大小不同，逸脱・肥厚・可動性低下などの弁自体の異常や，大動脈弁を支持する大動脈基部の拡大により，ARを呈することもある。

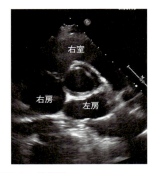

図62-1　前後型

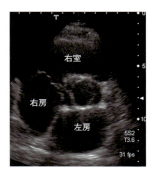

図62-2　左右型

- 右-無冠尖癒合型（左右型）のほうが，ASやARなどの大動脈弁機能異常の重症度が高いことが多い（Fernandes SM. JACC 2007）。
- ASの主な病因は，加齢変性・リウマチ性・二尖弁である。近年リウマチ性はわずかになり，加齢変性によるものが増加しているが，若年者では大動脈二尖弁によるものが多い。
- 僧帽弁狭窄を伴わないASに弁置換術のみを行った932例の病理学的検討では，半数が二尖弁であり，60歳以下に限れば約2/3が二尖弁であった（Robert WC. Circulation 2005）。二尖弁によるASの手術は，加齢変性のものより5～10歳若い。
- 重症のASでは，弁の硬化・石灰化・癒着に伴い二尖弁の診断がしにくくなる。切除標本で評価すると，二尖弁はさらに多いかもしれない。
- ARで弁が逸脱する所見があれば，二尖弁が疑われる。二尖弁に伴うARは，ASよりも頻度は低く，若い患者が多い。

大動脈壁の異常
- 大動脈二尖弁は，大動脈中膜の変性による大動脈壁の脆弱性や，血行力学的な大動脈壁へのストレスにより，大動脈の拡大や大動脈解離を合併する。
- 大動脈二尖弁の25年間の観察研究（Michelena HI. JAMA 2011）では，ベースラインで大動脈瘤を認めなくても，その後26％に胸部大動脈瘤（径≧45mm）を発症した。また，25年間に0.5％の急性大動脈解離を発症したが，これは一般人口の8.4倍にあたる。
- 大動脈二尖弁では，上行大動脈径が50mm以上に拡大するか，1年間に5mm以上拡大すれば，手術を検討すべきである。また，ASやARで大動脈弁の手術を要するときは，上行大動脈径が45mm以上なら大動脈の手術も検討される。
- 大動脈弁の手術は，血行力学的な動脈壁へのストレスは軽減するが，大動脈壁の脆弱性は残る。術後に大動脈瘤や大動脈解離を発症することもあり，大動脈の経過観察は必要である。
- 25年間の生存率は80％で，一般人口の生存率と有意差はなかったが，半数以上で大動脈弁の手術を要し，1/4の患者が大動脈の手術を要した。

［倉林　学］

63 高度の洞徐脈が危険かどうかどうやって評価する？

不整脈

病態生理

- [ ] 洞調律の心拍数が50/min未満なら洞徐脈と呼ぶ。洞結節機能不全と，洞結節から心房筋へのブロックによる洞房ブロックがある。
- [ ] 症状を伴わない洞徐脈は治療を要さない。高度の洞徐脈は，洞結節機能不全症候群のRubenstein分類Ⅰ型に分類され，表63-1のような原因で起こる。
- [ ] 著しい洞徐脈があっても，補充調律によりある程度の心拍数が維持されることが多い（図63-1）。
- [ ] 高度の徐脈にもかかわらず補充調律を認めないときは，労作時にも洞調律や補充調律レートが増加せずに，全身倦怠感や息切れなどの症状を認める。

表63-1　洞徐脈の原因と背景

- ●不可逆性
  特発性（洞結節細胞および周辺組織の変性），心筋症，心筋炎，弁膜症，ジフテリア，膠原病，アミロイドーシス，心臓手術，遺伝性など
- ●可逆性
  迷走神経緊張（アスリート，夜間），薬剤性〔ジギタリス，β遮断薬，カルシウム拮抗薬（ベラパミル，ジルチアゼムなど）〕，電解質異常，急性心筋梗塞，甲状腺機能低下症，低体温，脳圧亢進，低酸素血症

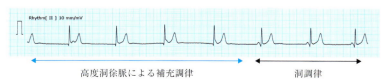

図63-1　洞徐脈に伴う補充調律

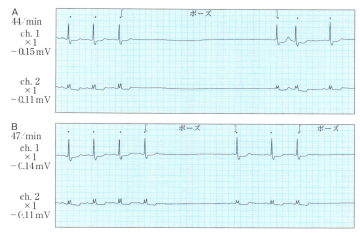

図63-2 洞徐脈からの突然の心停止

洞徐脈で放置してはいけない状況は？
- □ 洞徐脈そのものは危険性は低いが，意識消失，外傷や打撲などをきたすほどの心休止まで認めれば危険性は高い（図63-2）。
- □ 心拍数<30/minで補充調律が出ない脚ブロック：刺激伝導系の自動能や伝導に障害の可能性がある。
- □ 器質的心疾患合併：他の不整脈を合併することが多い。
- □ 遺伝性不整脈との合併：遺伝性QT延長症候群やBrugada症候群の一部は洞徐脈を特徴とする。

高度徐脈をみたら
- □ ジギタリス，β遮断薬，カルシウム拮抗薬による薬剤性の洞徐脈を除外する。
- □ 血液検査：甲状腺機能，BNPなどの評価。
- □ 心臓超音波検査：心筋症，心アミロイドーシス，心サルコイドーシス，心筋梗塞などの器質的心疾患の有無。
- □ ホルター心電図検査：自覚症状と不整脈の関連，洞徐脈以外の不整脈の検出。
- □ 頸動脈エコー，頭部CT，MRI：脳血管障害の有無。

［村田 光繁］

64 後脱分極とは？

不整脈

- 不整脈のメカニズムには異常自動能，triggered activity（撃発活動），リエントリーの3つがある。
- このうちtriggered activityとは，活動電位に引き続き起こる「後脱分極」が，閾値に達することで起こる異常な興奮である。
- この後脱分極は，活動電位の第2・3相から起こる早期後脱分極（early after depolarization：EAD）と，第4相から起こる遅延後脱分極（delayed after depolarization：DAD）とがある。

早期後脱分極
- EADを起こす代表的な病態には，先天性および後天性のQT延長症候群が挙げられる。EADの基礎には，活動電位持続時間（APD）の延長がある。
- 図64-1に，心室筋の脱分極および再分極の模式図を示す。電位依存性のL型Ca^{2+}チャネルは，心筋脱分極刺激により膜電位が−40mVになると活

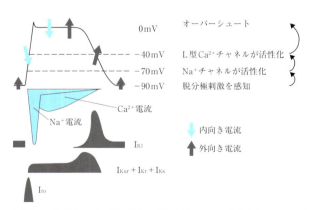

図64-1 心室筋の脱分極および再分極。脱分極にはNa^+電流およびCa^{2+}電流が関与し，プラトー相では内向きのCa^{2+}電流および「遅い」Na^+電流と外向きのK^+電流が拮抗している。再分極はK^+電流が担っている。

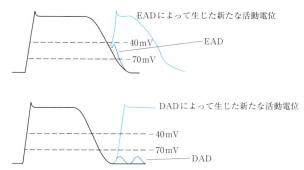

図64-2　EAD（上）とDAD（下）。EAD，DADが電位依存性チャネルの閾値に達すると，新たな活動電位が形成される。

性化する（L型Ca^{2+}チャネルの閾値）。L型Ca^{2+}チャネルは活性化と同時に，不活性化を開始する。
- 再分極が進み，膜電位が$-40 mV$まで低下する頃には，すべてのL型Ca^{2+}チャネルは不活性化している。そして$-40 mV$からさらに再分極が進み，膜電位が深くなるにつれて，少しずつ不活性化から回復する。APDが延長すると，不活性化から回復したL型Ca^{2+}チャネルの割合が大きくなる。
- 図64-1に示すように，再分極の急速相ではI_{K1}も再分極の促進に関与しているが，APDが延長するとI_{K1}を介した外向き電流が減少する。
- APDの延長に伴い，①不活性化から回復するL型Ca^{2+}チャネルの割合が増加することにより内向き電流が増加し，②I_{K1}を介した外向き電流が減少する。こうして，内向きと外向き電流のバランスが崩れ，EADが生じる（図64-2上）。

遅延後脱分極

- DADは，心筋細胞内のCa^{2+}濃度の異常な上昇，すなわちCa^{2+}過負荷で生じる。不全心や心肥大，ジギタリスなどによりCa^{2+}過負荷が起こる。
- 細胞内Ca^{2+}濃度が異常に上昇すると，筋小胞体から周期的なCa^{2+}放出・取り込みが起こる。
- これに伴い，Na^+/Ca^{2+}交換系の順方向への増大（Na^+を3つ取り込み，Ca^{2+}を1つ汲み出すことで内向き電流となる），Ca^{2+}により活性化される非特異的陽イオンチャネル（内向き電流）を介して，DADを起こす。後脱分極が電位依存性チャネルの活性化閾値に達すると，新たに活動電位を形成する（図64-2下）。

［上岡　亮］

65 神経調節性失神とは何か？

不整脈

失神の背景
- □ 脳の血流灌流低下による一過性の意識消失発作を失神と呼ぶ。速やかに回復する。
- □ 失神の原因は，神経調節性失神（約60％），起立性低血圧（15％），心原性失神（10％）などがあり，神経調節性失神が過半数を占める。
- □ 原因により治療や予後も様々である。心原性失神は突然死のリスクがあるが，神経調節性失神の予後は良く，健常人に近い（Soteriades ES. N Engl J Med 2002）。

神経調節性失神とは？
- □ 神経調節性失神は，神経の反射で引き起こされる失神である。徐脈や血圧低下を認める。
- □ 起立性低血圧による失神も自律神経の障害を伴うことがあり，厳密に神経調節性失神と区別できない。①血管迷走神経性失神，②頸動脈洞失神，③状況失神，④非定型（明瞭な誘因がない／発症が非定型）に分類される。
    - ①血管迷走神経性失神：神経調節性失神はこの血管迷走神経性失神を指すことが多い。立位後しばらくしてから崩れるように意識消失する。失神の前兆として顔面蒼白・冷汗・悪心・腹部不快感などの自律神経症状を伴う。精神的・身体的ストレス，過労・脱水・空腹・疼痛刺激・採血・恐怖などが誘因となる。左室の機械受容器の刺激を介して交感神経抑制と迷走神経活動の亢進が起こり，失神に至ると考えられている。
    - ②頸動脈洞失神：中高年の男性に多い。頸部の回旋や伸展，ネクタイを締めるときなどに誘発される。頸動脈洞マッサージによる誘発も可能である。ただし，新鮮な脳梗塞や一過性脳虚血（TIA），頸動脈の器質的狭窄が疑われるときは，頸動脈洞マッサージをしてはならない。発症メカニズムは，頸動脈洞受容器の過敏反応に伴う交感神経抑制と迷走神経活動の亢進である。
    - ③状況失神：ある特定の状況または日常動作で誘発される失神である。咳

嗽失神・嚥下性失神・排便失神・排尿失神などがある。発症の状況から診断するが，誘発試験の再現性は低い。head-up tilt試験も状況失神では有用性が低い。咳嗽・嚥下・排便・排尿などに関わる受容器の過敏反応と考えられている。

head-up tilt試験

☐ head-up tilt試験は，被験者を受動立位にして神経調節性失神を誘発する試験である。検査の感度は高くはない。

☐ head-up tilt試験により，神経調節性の徐脈や低血圧を認め，失神や前失神症状が起きれば陽性である。症状のない心拍数あるいは血圧の変化のみでは陽性とはしない。

☐ head-up tilt試験で誘発される失神は，心拍数と血圧の反応から神経調節性失神の病型を3つに分類できる。type 2は心拍数低下が主徴候の心抑制型，type 3は心拍数の変化よる血圧低下が顕著な血管抑制型である。type 1は心拍数と血圧のいずれも変化する混合型である。

［篠原 徹二］

66 植込み型ループ式心電計とは何か？

不整脈

ループ式心電計って何？
- ループ式心電計は，連続的に心電図記録を行い，イベントが生じたときに心電図を保存する携帯型心電計である．連続的に記録しているものの，一定時間で記録が上書きされていくため「ループ式」と呼ばれる．
- ホルター心電図は心電図がすべて保存されているが，ループ式心電計ではイベント時の心電図のみが保存される．
- イベント時のみを記録するループ式心電計は，ホルター心電図より効率の良い検査といえる．

「植込み型」のメリットは？
- しかし，例えば1年に2回しか出現しない失神の診断のために，年がら年中胸部に電極を張り付けて記録器を持ち歩くのは，非効率的であり，負担が大きい．
- そこで，被験者の胸部皮下に植込む植込み型ループ式心電計（implantable loop recorder：ILR）が考案された．
- ペースメーカーの本体部分を小さくしたような心電計を，第4肋間前胸部の皮下に小手術で植込む．図66-1AのようにP波も認識可能な良好な心電図が記録できる．
- 原因不明の失神例に対して，ILRは有効である（Krahn AD. Circulation 2001, Edvardsson N. Europace 2011）．

植込み型ループ式心電計の適応
- 最も良い適応は，外来でのホルター心電図では明らかな房室ブロックや洞停止は見つからないが失神を繰り返す症例である．
- 神経調節性失神症例での徐脈の検出にも用いられる．
- 原因不明の胸部症状（特に頻脈・動悸）に対しても，約3年間の電池寿命の間に診断を確定できる可能性がある．
- 原因不明の脳梗塞が心房細動によるものかどうかの検出にも有用である．

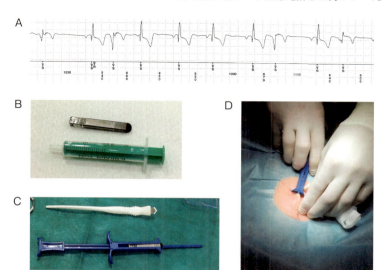

図66-1　第2世代ループ式心電計の植込み

□ 最近では，ILRの植込みにより原因不明の脳梗塞患者の抗凝固療法の適応となる5人に1人で発作性心房細動が見つかっている（Christensen LM. Eur J Neurol 2014）。
□ 心房細動が検出されれば抗凝固療法の適応が示唆される。

新しい世代の植込み型ループ心電計

□ 欧州では第2世代のILRが導入され，植込み手術が容易になり，かつホームモニタリングも可能となった。
□ 本体の大きさが半分以下（15g→2.5g）となり，図66-1Bの2.5mLのシリンジとの比較でもわかるとおり，細長い形になった。
□ まず，図66-1C上のカッターで皮膚切開し，下のインジェクター（内部にILRを内蔵）を用いて，図66-1Dのように皮膚切開口からワンショットで皮下に植込む。切開口の1～2針縫合で手術は終了する。消毒から終了まで数分程度であり，術者・患者双方に負担が少ない。

［牧元　久樹］

67 低カリウム血症も高カリウム血症も危ない理由

不整脈

体内K⁺の動態

□ 血清K⁺の基準値はおおよそ3.6〜4.8mEq/L。K⁺は細胞内に多く，細胞外に少ない。Na⁺/K⁺-ATPaseは，能動的に3つのNa⁺を細胞外に汲み出し，2つのK⁺を細胞内に取り込む。細胞内のK⁺は，K⁺チャネルを介して電気化学的勾配に従い拡散する（図67-1）。

□ 血清K⁺の調節システムには細胞内外のK⁺シフトに加え，腎臓でのK⁺排泄がある（図67-2）。主に集合管の主細胞が担当している。

□ アルドステロンは尿細管腔側のNa⁺チャネル（ENaC：epithelial Na⁺ channel）と血管側のNa⁺/K⁺-ATPaseの活性を増強し，これにより尿細

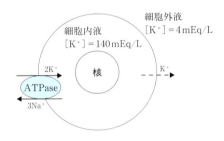

図67-1 細胞内外のK⁺シフト（Reproduced from, Hyperkalaemia. Nyirenda MJ, et al. BMJ 2009；339：b4114, with permission from BMJ Publishing Group Ltd）

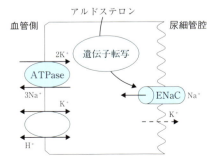

図67-2 集合管におけるK⁺の排泄（Reproduced from, Hyperkalaemia. Nyirenda MJ, et al. BMJ 2009；339：b4114, with permission from BMJ Publishing Group Ltd）

管腔へのK$^+$の排泄が促進される。アシデミアではH$^+$と交換でK$^+$が細胞外にシフトし，アルカレミアではこれと逆のことが起こる。

低カリウム血症
□ 心電図

通常，血清K$^+$濃度が3.0mEq/Lを下回ると，臨床症状が出現する。急速に低カリウム血症が進むと，かなり低下する前にも症状は出る。低カリウム血症では上室・心室期外収縮，洞性徐脈や房室ブロック，心室頻拍や心室細動などの不整脈が起こる。QT（U）間隔の延長により，しばしばtorsade de pointesの発生が問題となる。

□ 心外症状

血清K$^+$濃度が2.5mEq/L以下になると，筋力低下・麻痺が起こる。低カリウム性周期性四肢麻痺など，急にK$^+$濃度が低下する場合には，2.5mEq/L以上でも筋症状が起こり得る。

□ 原因

通常，カリウムの摂取不足のみでは著明な低カリウム血症は起こらない。インスリンはNa$^+$/K$^+$-ATPaseの作用を促進する。また，一次性の低カリウム性周期性四肢麻痺，呼吸性・代謝性アルカローシス，低体温症などによるK$^+$の細胞内への移動や，下痢・嘔吐，利尿薬，甘草による偽性アルドステロン症などによる体内からの喪失が原因となる。

高カリウム血症
□ 心電図

テント状T波やQRS幅拡大が特徴。低カリウム血症と同様に，致死性不整脈の原因となる［68章参照］。

□ 心外症状

低カリウム血症と同様に，筋力低下・麻痺をきたす。低カリウム・高カリウムのいずれも筋力低下のパターンは共通しており，下腿から始まり，体幹〜上肢へと向かう。

□ 原因

インスリン欠乏は高カリウム血症をきたす。代謝性アシドーシスや高浸圧血症でもK$^+$の細胞外シフトが起こる。腎不全ではK$^+$の排泄が低下する。低アルドステロン症やRA系抑制薬，カリウム保持性利尿薬でも，アルドステロンの作用が低下するためK$^+$排泄が低下する。溶血や横紋筋融解，腫瘍崩壊，高カリウム性周期性四肢麻痺なども高カリウム血症の原因となる。

［上岡　亮］

68 高カリウム血症のときに QRS幅が拡大する理由

不整脈

高カリウム血症のときにみられる心電図異常

□ 軽度の高カリウム血症では，QT間隔が短縮，T波が増高・先鋭化し，「テント状T波」となる。$K^+ > 6.5\,mEq/L$では，QRSが拡大する。$K^+ \geqq 7.0\,mEq/L$では，P波は減高し，幅が延長する。さらに上昇すると，P波は消失する。高度の高カリウム血症では，QRSとT波が区別しにくい「sine wave状」になる。緩徐伝導と不応期の短縮により，心室頻拍・心室細動が起こりやすくなる。

心室筋細胞の活動電位

□ 電解質異常に伴う心電図変化の理解には，心室筋細胞の活動電位の成り立ちを知る必要がある（図68-1）。
□ 安静時には，Na^+は細胞外に多く，細胞内では少ない。K^+は細胞外では少なく，細胞内に多い。
□ 細胞内外のK^+濃度差による化学的勾配は，細胞内の陰性電位と釣り合って，見かけ上イオンの移動のない平衡状態を作る。この陰性電位をK^+の平衡電位と呼び，$-90\,mV$の安静時静止膜電位が決まる。

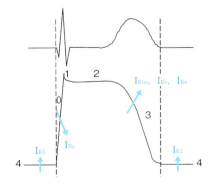

図68-1 心室筋の活動電位と心電図の関係

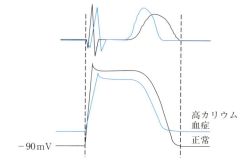

図68-2 細胞外K^+濃度上昇に伴う活動電位と心電図の関係

- 電位依存性のNa^+チャネルが活性化すると，電気化学的勾配に従ってNa^+が細胞内に流入し，膜が脱分極する（活動電位の第0相）。
- プラトー相の第2相を形成後，再分極相の第3相を経て，静止膜電位に戻る（第4相）。この活動電位の再分極過程と，静止膜電位の維持は，種々のK^+チャネルが担っている。

K^+チャネルの役割
- Na^+チャネルを介する内向き電流により心室筋細胞が脱分極すると，K^+チャネルの外向き電流により再分極が始まる。
- K^+チャネルには，超急速活性化遅延整流K^+チャネル（I_{Kur}），急速活性化遅延整流K^+チャネル（I_{Kr}），緩徐活性化遅延整流K^+チャネル（I_{Ks}），内向き整流性K^+チャネル（I_{K1}）などがある。
- I_{K1}には，膜の再分極のほか，静止膜電位の維持という重要な役割がある。I_{K1}は静止膜電位で開いている。

細胞外K^+濃度が上昇すると，何が起こるか？
- 細胞外K^+濃度が上昇すると，I_{K1}を介した外向き電流が増える。通常のイオンチャネルでは，濃度勾配が大きいほどチャネルを介した電流が増強する。I_{K1}はこれとは逆の特徴を有しており，「逆説的濃度依存性」と呼ぶ。これにより，活動電位持続時間が短縮し，QT間隔の短縮やテント状T波がみられるようになる（図68-2）。
- 細胞外K^+の上昇で静止膜電位は浅くなり，Na^+チャネルの活性が下がる。活動電位の立ち上がり速度は低下する。これによりQRSは拡大・減高する。P波の変化も同様の機序による。

［上岡　亮］

69 房室ブロックの基本

不整脈

房室結節とは？
☐ 房室結節は右房の心室中隔近くにあり，三尖弁中隔尖，Todaro索および冠静脈洞開口部に囲まれるKochの三角領域に位置する（図69-1）。

心臓の刺激伝導系
☐ 刺激伝導系は洞結節に始まる。洞結節は上大静脈と右房の境界にある。洞結節の興奮は，右房の心筋細胞を伝わり，右房の下方で房室結節に至る。
☐ 房室結節では伝導速度が大幅に低下するため，心室興奮は心房興奮より0.12〜0.20秒遅い。
☐ 房室結節を出た刺激伝導系は，His束に移行して心室中隔に入る。His束は心室中隔に左脚と右脚に分岐し，左脚はさらに前枝と後枝に分岐する。

房室結節の機能
☐ 房室結節は，洞結節と同様に自動能を有する。洞結節は50〜160/minの興

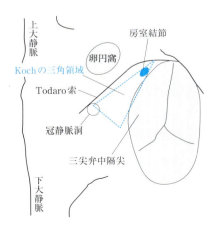

図69-1 右房Kochの三角領域。房室結節は，三尖弁中隔尖，Todaro索および冠静脈洞開口部に囲まれるKochの三角領域に位置する。

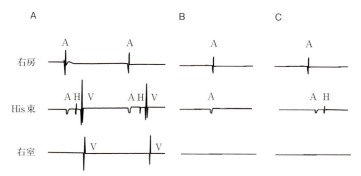

図69-2　His束心電図。A：正常伝導。B：AHブロック。心房波（A）はみられるが，His束波（H）と心室波（V）を認めない。AHブロック所見は，房室結節内かその近傍の伝導障害を意味する。C：HVブロック。心房波（A）とHis束波（H）を認め，心室波（V）が欠落する。His束より遠位の伝導障害を意味する。

奮が可能だが，房室結節は30〜50/minあたりにとどまる。洞結節のリズムが途絶えた場合，房室結節がある程度補完できる（補充調律）。
☐ 房室結節やHis束の伝導機能不全により，房室ブロックを生じる。房室間の伝導遅延のみの1度房室ブロック，間欠的に伝導途絶が生じる2度房室ブロック，心房-心室間の伝導が完全に途絶する3度（完全）房室ブロックに分類される。
☐ 2度房室ブロックは，Wenckebach型とMobitz Ⅱ型に分類される。Wenckebach型では，房室伝導（PQ間隔）が徐々に延長し，やがて心室の収縮が欠失する。その次の収縮では，房室伝導はベースラインに戻る。Mobitz Ⅱ型はWenckebach型と異なり，PQの段階的延長なしに心室興奮が突然消失する。
☐ Mobitz Ⅱ型と3度房室ブロックは，ペースメーカー植込みの適応となる。
☐ 洞結節からの興奮は，右房から刺激伝導系（房室結節→His束→脚→Pur-kinje線維）を介して心室に伝播する。房室結節の興奮は，電極カテーテルでも直接には記録できない。右房（A波），His束（H波），右室（V波）の電位の関係から，房室ブロックの部位を診断する（図69-2）。
☐ AHブロックであればHis束より近位，HVブロックであればHis束より遠位と判断される。ブロック部位がHis束以下であれば，3度房室ブロックに進行するリスクが高い。

［篠原　徹二］

70 右脚ブロックと左脚ブロック

不整脈

脚ブロックとは？
- □ 心室の伝導系は右脚・左脚に分かれ，左脚はさらに左脚前枝および左脚後枝に分かれる．これらの脚枝における伝導障害を脚ブロックと呼ぶ．
- □ ブロック部位から，①右脚ブロック，②左脚ブロック，③左脚前枝ブロック，④左脚後枝ブロックに分類される（図70-1）．
- □ さらに，伝導障害の程度によって完全脚ブロックと不完全脚ブロックに分類される．QRS波の幅が0.12秒以上のものを完全脚ブロック，0.1秒以上0.12秒未満のものを不完全脚ブロックと呼ぶ．

心電図の特徴
- □ 右脚ブロックは，V_1ないしV_2でrSR′パターンを呈し，かつⅠ誘導とV_6で幅広いS波を認める．

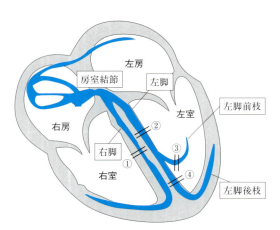

図70-1　心臓内の興奮伝導路．①右脚ブロック，②左脚ブロック，③左脚前枝ブロック，④左脚後枝ブロックの位置をそれぞれ示す．

- □ 左脚ブロックは，V_1でQSパターンを呈し，かつV_6でq波を認めない。
  - ● 左脚前枝ブロックは，著明な左軸偏位，I誘導でq波，III誘導で深いS波を認める。
  - ● 左脚後枝ブロックは，著明な右軸偏位，I誘導で深いS波，III誘導でq波を認める。
- □ 二束ブロックとは，①右脚ブロック＋左脚前枝ブロック，もしくは②右脚ブロック＋左脚後枝ブロックの状態を呼ぶ。さらに，二束ブロックに加えて1度房室ブロックを認める際は三束ブロックと呼ぶ。
- □ 三束ブロックは，高度房室ブロックや完全房室ブロックに移行する可能性が高い。心休止を疑わせる症状や電気生理学的な根拠があれば，ペースメーカーの適応となる。
- □ 二束ブロックうち，左脚後枝を含むものは心室内刺激伝導系の障害が広範である可能性はあるが，無症候の時期から侵襲的検査や予防的ペースメーカーの植込みが勧められているわけではない。

右脚ブロック

- □ 右脚ブロックは健常者でも1～3％に認める。
- □ 右脚ブロックは通常経過観察でよい。一方，心筋梗塞や心不全に右脚ブロックが出現すると，予後に関与することが報告されている。
- □ 完全右脚ブロックでは軸偏位にも留意する。著明な左軸偏位や右軸偏位を認めるなら，二束ブロックが疑われる。

左脚ブロック

- □ 左脚ブロックは右脚ブロックよりも器質的背景を伴うことが多い。しばしば虚血性心疾患・高血圧性心疾患・心筋症などを背景とする。弁膜症，特に大動脈弁閉鎖不全症による左室拡張でも左脚ブロックを認める。
- □ 重篤な心機能低下と心室内伝導障害では，心室収縮の機械的効率を高めるために，両室ペースメーカー植込みによる心臓再同期療法も試みられる。

[篠原 徹二]

71 二束ブロックと三束ブロック

不整脈

二束ブロックと三束ブロックの定義
- 完全右脚ブロック（CRBBB）＋左脚前枝ブロック（left anterior hemiblock：LAH）と，CRBBB＋左脚後枝ブロック（left posterior hemiblock：LPH）が二束ブロックである。
- 二束ブロックに1度あるいは2度の房室ブロックが加わると，三束ブロックになる。

左脚前枝ブロックと左脚後枝ブロックの心電図
- 左脚前枝がブロックされると，興奮はまず左脚後枝から下向きに伝わっていき，末梢のPurkinjeネットワークを介して左脚前枝の分布する前壁・側壁方向へ逆行性に広がっていく。
- したがってLAHでは，
  ①QRSの初期20msは下向き右方向に向かって興奮が伝わるためⅠ・aV_L誘導に小さなQ波が，Ⅱ・Ⅲ・aV_Fに小さなR波が形成される。
  ②次にメインのQRSベクトルは上向き左方向に向かっているため，Ⅱ・Ⅲ・aV_Fで深いS波が，Ⅰ・aV_Lに高いR波が形成される。Ⅲ誘導はⅡ誘導と比べてより興奮が遠ざかる位置になるため，$S_Ⅲ>S_Ⅱ$となる。
  ③電気軸は著明な左軸偏位になる。
  ④QRS幅の拡大は軽度。
- 一方，LPHではこれと逆の方向に興奮する。したがって，
  ①Ⅰ・aV_LはrSパターン，Ⅱ・Ⅲ・aV_FはqRパターン（$R_Ⅲ>R_Ⅱ$）
  ②極端な右軸偏位
  ③QRS幅の拡大は軽度
  となるが，LPHの心電図診断は右室肥大を認めないことが条件である。

左脚前枝ブロックの臨床的意義
- LAHの原因には，冠動脈疾患や高血圧症，心筋症，大動脈弁疾患，特発性の進行性伝導障害（いわゆるLenegre-Lev病），心室中隔欠損症の自然

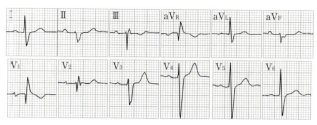

図71-1 右脚ブロック＋左脚前枝ブロックの心電図

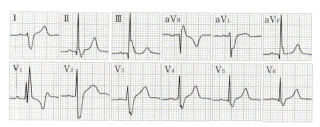

図71-2 右脚ブロック＋左脚後枝ブロックの心電図

閉鎖などが挙げられる．LAHの原因となる主な疾患は高血圧症と冠動脈疾患であるが，多くは器質的疾患を伴わず，単独なら予後は良い．ただしRBBBとLAHが合併する例（二束ブロック，図71-1）では，完全房室ブロックに移行する例もある．原因不明の進行性伝導障害であるLenegre-Lev病も疑われる．

左脚後枝ブロックの臨床的意義
□ 左脚前枝は細くて長いが，左脚後枝は短く分厚い．左脚後枝は左前下行枝および右冠動脈から二重支配を受けており，伝導障害を受けにくい．
□ 右脚や左脚前枝に比べて伝導ブロックが起こりにくいため，LPHが単独で起こることは稀であり，多くは二束ブロックの形でみられる（図71-2）．
□ また，LPHは広範な刺激伝導系の障害を示唆する．CRBBB＋LAHよりも完全房室ブロックへの移行率は高い．LPHはLAHより冠動脈疾患の頻度が下がり，Lenegre-Lev病や心筋症の頻度が高いといわれている（Elivari MV. Circulation 2007）．

［上岡　亮］

72 AVNRTとAVRT

不整脈

房室結節リエントリー性頻拍（AVNRT）の機序
- AVNRTでは房室結節の複数の伝導路を背景に発症する．通常は速伝導路と遅伝導路が存在する．
  - 速伝導路（fast pathway）：不応期が長く，伝導は速い
  - 遅伝導路（slow pathway）：不応期が短く，伝導は遅い
- 伝導路の数や電気生理学的性質にはバリエーションも多いが，興奮が遅伝導路を順行し，速伝導路を逆行するリエントリーが多い（図72-1）．

房室回帰性頻拍（AVRT）の機序
- AVRTはWPW症候群にみられる頻拍である．多くは，興奮が心房から房室結節を順行し，心室から心房へは副伝導路を逆行する旋回路が形成される（図72-2）．

診　断
- QRS波の幅が狭く，RR間隔は一定．突然開始し，突然停止する．脈拍は120〜200/min．
- 心室内変行伝導を伴えばQRS幅が広くなる．右脚ブロック型が多い．

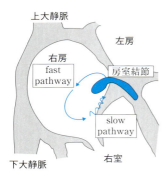

図72-1　AVNRT。正常伝導路の房室結節に近い心房に伝導特性の違う2本の伝導路（fast pathwayとslow pathway）があり，それらの伝導路と房室結節を回路として頻拍が発生する．

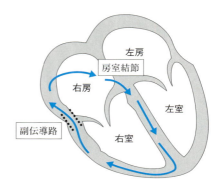

図72-2 AVRT。正常な刺激伝導系に加え，余分な伝導路（副伝導路）が存在する。房室結節経由で心室に伝わった興奮が副伝導路を上行して頻拍が発生する。

AVNRTとAVRTの鑑別
- □ AVNRTとAVRTで，発作性上室頻拍（PSVT）の50％と40％を占める。
- □ 顕性WPW症候群では，AVRTが考えやすい。潜在性WPW症候群・間欠性WPW症候群では，洞調律時にデルタ波を認めないからといってAVRTを否定できない。
- □ 頻拍発作中の逆行性P波とQRSの位置関係はリエントリーのメカニズムを知るヒントになる。P波がQRS終末部にあればAVNRTの可能性が高い。P波がQRSの後方に少し離れていればAVRTが多い。P波はⅡ，Ⅲ，aV_F，V_1で判別しやすい。

治　療
- □ AVNRTとAVRTの治療には大きな違いはない。どちらも房室結節を頻拍回路に含むため，房室結節を抑制すれば頻拍は停止する。
- □ 急性期の治療
    - ①息こらえ（Valsalva手技），深呼吸や水を飲み込むことで迷走神経を刺激すると，頻拍は停止する。
    - ②ベラパミル（ワソラン®）5mg（5分かけてゆっくり静注）やATP（アデホス®）10mg（1～2秒で急速静注）は，房室伝導を途絶させ，頻拍は停止する。
- □ 慢性期の治療
    上室頻拍に対するカテーテルアブレーションは，安全性が確立しており，根治できるので，第1選択となる。AVNRTとAVRTでは95％以上の成功率が期待できる［74章参照］。

［篠原　徹二］

73 発作性上室頻拍はどうやって停止させるか？

不整脈

発作性上室頻拍はどこで起きるか？

- 発作性上室頻拍（PSVT）の不整脈機序は，①房室回帰性頻拍（atrioventricular reciprocating tachycardia：AVRT），②房室結節リエントリー性頻拍（atrioventricular nodal reentrant tachycardia：AVNRT），③心房頻拍（atrial tachycardia：AT）の3つ（図73-1）。AVRTとAVNRTで90％を占める。
- AVRTはやや若年者に多い。手術の既往や心房拡大があれば心房内リエントリーによるATが考えやすい。心拍が速ければAVNRTよりもAVRTを疑い，頻拍中のRP間隔がPR間隔より長ければlong RP′頻拍（AT，逆方向性AVNRT，伝導速度の遅い特殊な副伝導路を介したAVRT）のいずれかが考えやすい。

どの薬を使うか？

- ATP，カルシウム拮抗薬（ベラパミル，ジルチアゼム）とβ遮断薬，ジギタリスは房室結節の伝導を抑制する。ATP，カルシウム拮抗薬は，AVNRTやAVRTで第1選択となる。

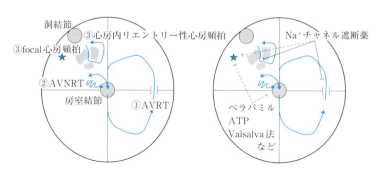

図73-1　PSVTの機序と薬物療法の治療対象部位

- □ ATPは作用時間が短く，5〜10 mgを急速静注する．ATPは喘息患者では禁忌．ベラパミルは5〜10 mgを1 mg/minで静注する．ベラパミルやβ遮断薬は陰性変力作用があり，心機能低下例では使いにくい．しかし，頻拍時は見かけ上，収縮能は低下し，血圧も低下する．頻拍の心拍数の抑制は血行動態の改善に貢献するため，若干のEF低下をもってこれらの薬剤が禁忌となるわけではない．
- □ 顕性WPW症候群のPSVTでは，ベラパミルやATP，ジギタリスなど房室結節の伝導を抑制する薬剤は避けるという考え方もある．治療中にPSVTが心房細動となることがあり，これらの薬剤が副伝導路を介した伝導を促進させて心室細動をまねく可能性を考えるからである．発作前の心電図記録がなければ顕性WPW症候群か否かは明らかでないため，禁忌とするほどではない．
- □ 心房内リエントリー性心房頻拍や血行動態の安定した副伝導路を介するAVRTではNa$^+$チャネル遮断薬が用いられることが多い．ピルジカイニド・フレカイニド・ジソピラミド・シベンゾリンなどが使用される．陰性変力作用があるため，血圧や心拍数・呼吸状態などを観察しながら10分ほどかけて緩徐に静注する．
- □ 頻拍発作に内服薬の頓服で対応することもある．例えば，ベラパミル（40 mg）1〜2錠，ピルジカイニド（50 mg）1〜2カプセルを使用する．
- □ 多くのPSVTが房室結節を回路に含み，ATであっても房室結節の伝導を抑えれば心拍数低下が期待できるため，静注ベラパミルはほぼ常に「現実的な選択」．正確な機序の診断が，適切な治療に必須というわけではない．

薬物以外の治療

- □ AVRTおよびAVNRTは房室結節を回路に含むため，房室結節に対する迷走神経刺激により頻拍を停止することが可能である．Valsalva法がよく知られている．
- □ PSVTはカテーテルアブレーションで根治できる［74章参照］が，PSVTは致死的不整脈ではないため，個別の工夫により対処することも現実的である．

[吉賀　康裕]

74 AVNRTのカテーテルアブレーション

不整脈

房室結節リエントリー性頻拍とは？

- 房室結節リエントリー性頻拍（atrioventricular nodal reentrant tachycardia：AVNRT）は，房室結節の遅伝導路を順行性に伝導し，速伝導路を逆伝導する「通常型」のslow-fast AVNRTと，頻度の少ない「稀有型」（fast-slow，slow-slow）のAVNRTに分類される。
- 通常型AVNRTは，古典的には図74-1に示すように，房室結節内の二重伝導路を旋回するリエントリーと考えられていた。しかし，カテーテルアブレーションが行われるようになってから，解剖学的構造が見直されるようになった。
- 現在では，AVNRTは房室結節「内」リエントリーではなく，房室結節と心房の一部を旋回する頻拍と考えられている。
- 房室結節は，後方に向かって左右に分岐して伸展する（左後方伸展left posterior extension：LPE，右後方伸展right posterior extension：RPE），通常型AVNRTではRPE側が遅伝導路となる（図74-2）。

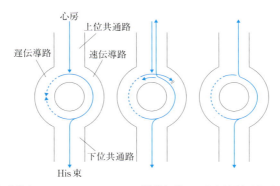

図74-1　古典的なAVNRTのシェーマ。期外収縮により順行性（心房→心室）の伝導が遅伝導路へと移り（jump-up），これが下位共通路に達した際に速伝導路が不応期を脱していると，頻拍が開始し得る。

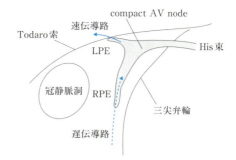

図74-2 Kochの三角

遅伝導路はどこにあるのか？

- □ 通常型AVNRTにおけるカテーテルアブレーションでは，遅伝導路の焼灼による旋回路の切断を行う．
- □ 遅伝導路は右房後中隔のRPE側である．compact AV nodeから分岐したRPEは，冠静脈洞開口部と三尖弁輪の間の狭部へと伸びている．
- □ 図74-2のようにTodaro索，三尖弁の中隔尖部の弁輪，そして冠静脈洞により形成される領域をKochの三角という．この三角形の頂点には房室結節があり，通常型AVNRTの遅伝導路は冠静脈洞開口部近傍にある．

遅伝導路アブレーションのターゲットは？

- □ 解剖学的に遅伝導路があると推定される領域をターゲットとするアプローチ法と，Haïssaguerre電位やJackman電位といった特徴的な電位をターゲットとする電位的アプローチ法とがあるが，通常は両者を組み合わせて通電部位を決定する．
- □ 解剖学的アプローチ法では，後中隔部の冠静脈洞開口部より通電を行う．焼灼の効果がないときは，徐々に高位へと焼灼部位を移動させる．
- □ 房室ブロックのリスクを避けるために，His束記録部カテーテルからなるべく距離を置いた通電が望ましい．通電部位が前上方に向かうに従って，房室ブロックのリスクは高まる．
- □ 稀有型AVNRTのアブレーションでは，リエントリー回路の一部である逆行性の遅伝導路を離断する．頻拍中にKochの三角におけるマッピングを行い，最早期心房興奮部位をターゲットに通電する．
- □ アブレーション成功の指標は，頻拍が誘発されないことと，心房早期刺激でのjump-upの消失または単発の心房エコーまでとされている．

［上岡　亮］

75 無症候の顕性WPW症候群は放置してよいか？

不整脈

WPW症候群で突然死するのか？

- WPW症候群に心房細動が合併すると，心室細動（VF）を起こす可能性がある。
- ミネソタ州Olmsted郡での調査では113例のWPW症候群が見つかり，107例が追跡された（平均経過観察期間12年）。有症候性の60例（53％）の患者のうち2例でVFによる突然死が確認された。一方，53例（47％）の無症候患者では突然死はなく，11例（21％）で症状が出現した。突然死は0.15％/患者・年に生じたことになる（Munger TM. Circulation 1993）。
- Obeyesekereらの1,869名の無症候性WPW症候群を対象としたメタ解析では，10名の突然死と156回の頻拍が認められた。突然死は0.125％/患者・年，頻拍は1.6％/患者・年と頻度が低く，無症候のWPW症候群への侵襲的治療は推奨されていない（Circulation 2012）。
- 上記の報告からは，無症候性WPW症候群の突然死発症率は低いが，頻拍を新たに認める頻度は1.6％/患者・年にのぼる。有症候となれば突然死リスクも上昇し，治療の適応も高くなる。

誰が突然死するか？

- VFから蘇生されたWPW症候群25例の検討ではVFを伴わないWPW症候群に比べて，
  ①AVRTと心房細動の合併の頻度が高い
  ②複数副伝導路の存在が多い
  ③心房細動中の最短RR間隔が短い
  ④細動中の平均RR間隔も短い
  という特徴がある（Klein GJ. N Engl J Med 1979）。
- ヨーロッパからの報告では，VFから蘇生された23例の特徴は，
  ①2種類以上のAVRTの存在
  ②心房粗動・心房細動の自然発作
  ③複数副伝導路

④心房細動中の最短RR間隔≦180 ms

などが指摘されている。また，23例中6例（26％）では，VFが初回発作で出現していた（Montoya PT. Eur Heart J 1991）。
☐ 副伝導路の順行性不応期が長ければ，VFのリスクは低い。不応期の推測は治療方針に反映される。心臓電気生理検査による不応期の計測，デルタ波が消失する間欠性WPW症候群の記録，運動負荷試験や薬物負荷試験が参考となる。
☐ しかし，運動負荷試験や薬物負荷試験は，房室結節の伝導の影響を受け，特異度も低いという問題がある。また，心房細動中のRR間隔も，陰性適中率は高いものの陽性適中率が低い。
☐ 順行性副伝導路の不応期が250 ms以下であることが指標として用いられる。しかし，イソプロテレノール投与で大幅に不応期が短縮することがある。安静時の電気生理学的な観察では，運動時のリスクを評価できない。また，電気生理検査は侵襲的検査であることから，無症候性WPW症候群に一律に施行することには議論がある。

カテーテルアブレーションを勧めるか？

☐ カテーテルアブレーションは副伝導路を安全に離断できる。有症候性WPW症候群の第1治療選択である。
☐ 1990年に報告されたMulticenter Europian Radiofrequency Survey（MERFS）では，2,211例の副伝導路アブレーションにおいて4.38％の合併症と3例の死亡例が報告されている。
☐ 本邦のカテーテルアブレーション委員会からの1995年の報告では，1,252例の副伝導路アブレーションで11例（0.9％）の合併症が報告された。
☐ 副伝導路に対するアブレーションは95％を超える成功率が期待できる。
☐ 無症候性WPW症候群の初回発作での突然死リスクが低く，突然死高リスク例を確実に検出することが困難であること，根治治療であるカテーテルアブレーションの合併症率が突然死発症率よりも高いことから，無症候性WPW症候群に対して侵襲的検査・治療は一概には勧めにくい。
☐ 一方，近年のカテーテルアブレーションの機器および技術の進歩は目覚ましく，合併症への対処も向上している。
☐ 職業や運動など社会的事情に応じ適応が考慮される。

［吉賀　康裕］

76 WPW症候群のカテーテルアブレーション

不整脈

WPW症候群におけるカテーテルアブレーション
☐ WPW症候群においては，副伝導路（Kent束）をリエントリー回路に含む房室回帰性頻拍（AVRT），心房細動が副伝導路を介して非常に速い心室応答をきたす偽性心室頻拍の2つが問題となる。
☐ WPW症候群のカテーテルアブレーションは，副伝導路の位置を同定し，電気的に離断することである。

副伝導路の位置の推定
☐ 12誘導心電図による副伝導路の部位診断のアルゴリズムでは，デルタ波の立ち上がりから初期20msの極性を見ることにより，副伝導路の位置を推定できる。ただし，副伝導路の伝導が房室結節よりも遅いとデルタ波は見えにくく，逆方向（心室から心房への興奮）にしか伝導しない場合は，デルタ波は存在しない。

左側副伝導路
☐ 左側副伝導路では僧帽弁輪周囲の電位を解析する（マッピング）。冠静脈洞に多極電極カテーテルを留置し，副伝導路の部位を検討する。副伝導路に順方向性の早期興奮を認める症例では，心房の最早期興奮部位が確認されれば，その近傍に副伝導路が存在する（図76-1A）。
☐ 逆行性伝導のみの副伝導路では，心室刺激を行い，逆行性の心房最早期興奮部位を探す。
☐ 心内電位における心房波と心室波の間隔が最も短くなる部位を目安に通電する方法は，副伝導路が斜走していることもあり，確実ではない。副伝導路電位（図76-1B）が認められるなら，同部位で副伝導路が離断できる可能性が高い（図76-1C）。
☐ デルタ波が認められる症例では，デルタ波の消失を指標に治療を行う。潜在性副伝導路では心室ペーシングを行い，副伝導路を介した室房伝導の消失を確認する。

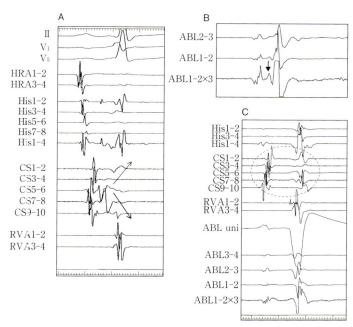

図76-1 左側副伝導路を有するWPW症候群の心内電位。A：僧帽弁輪6時方向（CS5～6電極）に最早期の心室波が認められた。B：同部位を詳細にマッピングすると，副伝導路電位と考えられる電位が得られた。C：同部位への通電により副伝導路の離断に成功した。

右側自由壁副伝導路

- マッピングの方法の1つとしては，多極電極カテーテルを三尖弁輪部に沿わせるように右房内に留置する。そのほか，細い電極カテーテルを右冠動脈内に挿入する方法もある。
- 右側副伝導路には，ときにEbstein奇形が合併する。Ebstein奇形合併例では半数以上に複数の副伝導路を認める。

右側中隔副伝導路

- 中隔側には房室結節およびHis束が存在するため，特に注意が必要である。
- 後中隔に副伝導路が存在するときは，冠静脈内や中心静脈（middle cardiac vein：MCV），冠静脈洞内の憩室などの異常血管が至適通電部位となることがある。

［上岡　亮］

77 普通の心房粗動とは？

不整脈

心房粗動のいろいろ
- 心房粗動（atrial flutter：AFL）は鋸歯状の粗動波（F波）をもち，RR間隔は粗動周期の整数倍が多い。心房頻拍（atrial tachycardia：AT）が心房波間に等電位線（isoelectric line）を有するのに対し，AFLでは明らかな等電位線はみられない。
- AFLは心房周期長250ms以下の安定した心房周期を有する。これに対して，ATは250ms以上の周期長に基づく分類でもある。
- 心電図学的分類としては，下向きの鋸歯状波があれば通常型で，それ以外は非通常型になる（図77-1）。

分類は変わる
- カテーテルアブレーションの進歩によりAFLとATの機序が明らかになり，機序と回路を考慮した分類がある。
- マクロリエントリー性ATとしては，①典型的AFL，②逆旋回型典型的AFL，③切開・瘢痕関連性AT，また頻拍機序はtriggered activityやリエントリーであるが巣状興奮あるいは回路が不安定である異所性ATとに分類された（Saoudi N. Eur Heart J 2001）（図77-2）。
- 3Dマッピングシステムの登場によりカテーテルアブレーションが進歩し，左房を含めたAT・AFLの回路の同定が可能となった。その結果，様々な回路が認められており，上室頻拍の分類は混沌としている（Cosio FG. PACE 2003）。

普通の心房粗動とは？
- 三尖弁輪-下大静脈解剖学的峡部を回路の一部とし，三尖弁輪を旋回するものが，普通のAFLである。
- 多くは，三尖弁輪を反時計方向回転に旋回する。

[吉賀 康裕]

77 普通の心房粗動とは？　155

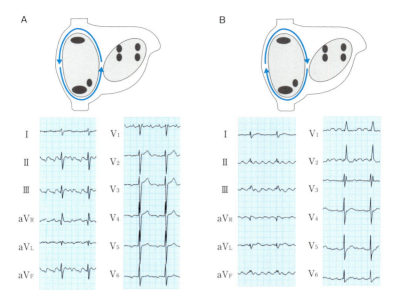

図77-1　A：典型的AFLの回路図と心電図，B：逆旋回型典型的AFLの回路図と心電図。

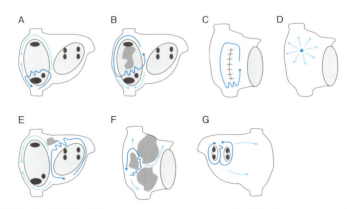

図77-2　非典型的なAFL。A：lower loop reentry，B：high loop reentry，C：切開・瘢痕関連性AT，D：巣状興奮性AFL，E：僧帽弁輪旋回型AFL，F：非特異的な瘢痕組織に関連したAFL，G：心房細動アブレーションに起因したAFL。

78 心房粗動とカテーテルアブレーション

不整脈

心房粗動治療とカテーテルアブレーション

- [ ] 心房粗動の治療には，抗不整脈薬よりもカテーテルアブレーションが優先される．この理由の1つは，薬物治療によるレートコントロールが困難な例があるためである．さらには，カテーテルアブレーションの成功率と安全性が高い．
- [ ] カテーテルアブレーションの成功率は1回の施術で90％を超える．複数回の施術で97％という成功率も報告されている（Spector P. Am J Cardiol 2009）．
- [ ] 図78-1にカテーテル配置と焼灼部位を示す．

薬物治療はできないのか？

- [ ] カテーテルアブレーションの概要を上に述べたが，薬物治療の可能性は本当にないのだろうか？

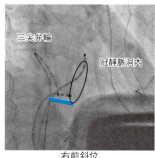 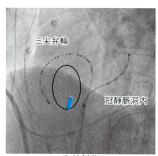

図78-1　心房粗動に対するカテーテルアブレーション．三尖弁6時付近から下大静脈までの心筋を焼灼する（上図の青線部．黒い○は三尖弁輪を示す）．この際，1本のカテーテルを冠静脈洞内，1本のカテーテルを三尖弁輪に沿って留置することが多い．

- □ 残念ながら，リズムコントロール目的の抗不整脈薬投与の有効性は，1年間でせいぜい30％程度とされている．
- □ 日本では使用できない薬剤であるがⅢ群薬の1つであるdofetilideは，1年間で40〜50％ほどの洞調律維持効果があった．
- □ ただし，Ⅲ群薬の副作用であるtorsade de pointesを予防するために定期的なQT時間の測定を行う必要もあり，実際に不整脈死も報告されている（Singh S. Circulation 2000）．
- □ カテーテルアブレーションの有効性・安全性が向上した現時点において，抗不整脈薬治療のメリットは少ない．

カテーテル前後の抗凝固療法は必要か？

- □ 心房粗動への抗凝固療法は，心房細動ほどエビデンスが確立されていない．心房粗動が約1カ月持続したとき，左心耳内血栓を1.5％，右心耳内血栓を1％認めたという報告がある．また，半年の持続で7％の左心耳血栓の発生も報告されている．
- □ 電気的除細動後に発生する脳梗塞は，atrial stunningによる心房機能低下に由来すると考えられている．この心房機能低下は，洞調律を保つことにより3週間ほどで回復する．
- □ atrial stunningは，電気的除細動後だけでなく，カテーテルアブレーションで心房粗動を停止させたあとにも残る．
- □ ということは，心房粗動がカテーテルアブレーション時に持続していたなら，施術後1カ月程度は抗凝固療法の継続が望ましい．
- □ atrial stunningからの心房機能回復後の抗凝固療法の継続については，心房細動を併発しているかどうかに依存する．心房粗動のみであれば，抗凝固療法を中止できる可能性が高い．

［牧元 久樹］

79 初診の心房細動で行うこと

不整脈

心房細動（AF）になると
- 発作性AF（PAF）で発症し，次第に発作頻度が増加，持続時間が徐々に長くなり，やがて慢性化するという自然歴を思い浮かべやすい．最初の発作が，そのまま持続性になるというケースもある．
- 7日以内に洞調律に復するPAF，7日を超える持続性AF，1年を超える長期持続性AFとする分類がある．治療に抵抗性となれば「永続性」という言い方もされる．「はじめて確認されたAF」が，本当の初発か否かはわからない．「初診のAF」がAFの自然歴のどの段階にあるか，その後の経過から推測する必要がある．

なぜAFになったのか？
- AFの背景には，加齢・僧帽弁疾患・心不全・心筋梗塞・高血圧・糖尿病・甲状腺機能亢進症などがある．初診のAFでは原疾患を確認する．甲状腺機能亢進症らしく見えない甲状腺機能亢進症もあり，高血圧はAFのみならず血栓塞栓症のリスクも高める．

まず何をするか？
- カナダのCARAF試験は，初発のAF 899例を洞調律化後4.1年観察した．1年以内の再発は50％以下だった（Hampries KH. Circulation 2001）．
- この報告からは，緊急性を認めない初診のAFには，まず抗凝固療法を開始し，適宜レートコントロールなどで症状の軽減を図り，その後の経過により治療を調節することが現実的に思える（図79-1）．

緊急性が高いときは？
- 心筋虚血・低血圧・心不全・偽性心室頻拍は緊急度が高く，電気的除細動が考慮される．
- 発症48時間未満なら，抗凝固療法なしに薬理学的・電気的除細動を施行することも許容される．しかし，持続時間の正確な把握には限界もある．

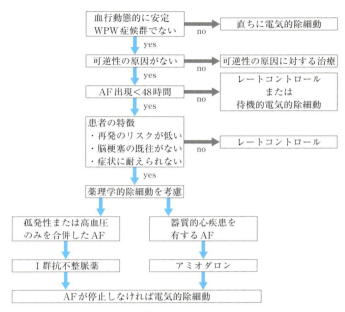

図79-1 初診のAFに対する対応（With kind permission from Springer Science+Business Media：Tampieri A. Cardioversion in atrial fibrillation. Focus on recent-onset atrial fibrillation. Intern Emerg Med 2012；7：S241-50, ⓒ2012）

- □ 洞調律化が必要な初診のAFでは，可能なら経食道心エコーによる左心耳血栓の評価が望ましい。
- □ I群抗不整脈薬はAFを心房粗動に変化させる恐れがある。Ic群のピルシカイニドやフレカイニドは，ことに心房粗動を生じやすい。β遮断薬の併用で房室伝導比の上昇を抑えられるが，静注薬の併用は状況を複雑にするので，一般には行われない。I群抗不整脈薬が使いにくい例では，アミオダロンが使用される。
- □ 血行動態的な破綻には直流除細動が現実的である。

AFが止まっても

- □ AF停止後も，心房筋の壁運動低下により血栓塞栓症は発生する。洞調律化により左心耳血流が円滑になることが血栓の剥離流出をうながすという考え方もある。洞調律後も，心房筋の機能が回復するまで抗凝固療法を4週間継続することが勧められている。

［吉賀 康裕］

80 頻脈性心房細動への対応

不整脈

救急外来の頻脈性心房細動
- [ ] 救急外来に動悸・呼吸困難で患者が救急搬送されてきた。意識はあり，自発呼吸をしている。心電図モニターを見ると心房細動で160/min。これまで不整脈を指摘されたことはない……
- [ ] この症例への対応で大事なことは，「血行動態・循環動態」が安定しているかどうか，である。

頻脈性心房細動により血行動態が不安定になっている場合
- [ ] 肥大型心筋症があり，頻脈性心房細動で血圧が58/32mmHgと低下していたらどうするだろうか？ もともと心拍出機能に余裕がないか，拡張能が低下して拡張期の短縮に耐える予備能がないときは，循環動態が不安定になる。
- [ ] このとき，抗不整脈薬を投与する余裕はない。抗不整脈薬は，β遮断薬を含め，心機能を押し下げたり，血圧を多少なりとも低下させる作用がある。残された手段は，カルディオバージョンになる。
- [ ] 通常，心房細動の除細動は，発生から48時間以内に行うとされている。血栓塞栓症の発生を防ぐためである。もし心房細動になってから48時間以上経過していると，上記の状況であれば4週間以上の抗凝固療法を行ってから，カルディオバージョンを行うことが勧められている。
- [ ] 筆者は，ヘパリンを5,000単位前後静注し，その場でカルディオバージョンを行う。意識レベルにより少量のミダゾラムの投与も併用するが，血圧のさらなる低下に注意が必要となる。

自覚症状は強いが，血行動態は安定している
- [ ] 頻拍となっていることで自覚症状が強いものの血圧が安定している場合には，焦る必要はない，まずレートコントロールを図る。
- [ ] 具体的には，β遮断薬のプロプラノロールやベラパミルの緩徐静注を行う。
- [ ] 器質的心疾患があるときや，血圧低下が危惧されれば，ジギタリスの静注

を行うこともある。
- □ ランジオロールを持続静注することもある。β遮断薬だが，血圧の低下を最小限に抑えながら適度なレートコントロールを行うことができる。

リズムコントロール
- □ レートコントロールで自覚症状を軽減させた後，洞調律に戻す必要はないのだろうか？
- □ 年齢や基礎疾患，症状の多寡によって一概には言えないが，初発もしくは罹患歴が浅いなら，多少は慢性化を避ける努力がなされることが多い。
- □ 器質的心疾患がなければ，抗不整脈薬のⅠa群（シベンゾリン，ジソピラミド）やⅠc群（ピルジカイニド，プロパフェノン）の緩徐静注が多く用いられる。どの薬剤を使用するかは，経験や好みがある。欧米のガイドラインではⅠc群薬が優先され，Ⅰa群薬は勧められていない。
- □ 器質的心疾患があるときは，Ⅲ群薬のアミオダロンが使用される。ソタロールは心房細動への効果は少ない。

抗凝固療法
- □ 以上のいずれの治療でも，前提として抗凝固療法がある。
- □ 血行動態破綻時のカルディオバージョンと，心房細動開始から48時間以内のリズムコントロール時には，抗凝固療法が前提条件とはなっていないが，それ以外の状況では抗凝固療法が適切に行われている必要がある。
- □ ワルファリンによる抗凝固療法では，INRを2.0～3.0に維持するよう調整する。NOAC（ダビガトラン，リバーロキサバン，アピキサバン）は投与量の調整を必要としないので，抗凝固療法施行は楽になった。

[牧元　久樹]

81 発作性心房細動でなぜ尿意が生じるか？

不整脈

発作性心房細動で多尿になる理由
- 発作性心房細動（paroxysmal atrial fibrillation：PAF）を含む上室性の頻拍により，頻尿をきたす症例があることは経験的に知られていた．
- Imatakaらは，PAF患者17人のうち15人で，発作時にヘマトクリット値が上昇したと報告しており（Am J Cardiol 1987），これは尿量増加による血液濃縮を示唆するとも考えられる．
- その後の研究により，上室頻拍によりナトリウム利尿ペプチドが上昇することが判明した．現在ではこのホルモンの上昇が利尿作用をもたらし，不整脈発作時の多尿につながっていると考えられている．

心房細動とナトリウム利尿ペプチド
- 心不全患者において上昇する血中バイオマーカーである心房性ナトリウム利尿ペプチド（atrial natriuretic peptide：ANP）および脳性ナトリウム利尿ペプチド（brain natriuretic peptide：BNP）は，AFでも上昇する．いずれも利尿作用と血管拡張作用を有し，本邦ではANP製剤が心不全治療薬として使用されている．
- ANPは「心房から分泌されるナトリウム利尿ペプチド」である．上室頻拍は心房内圧を上昇させ，心房筋の伸展はANPの分泌を促す．
- BNPは主に心室壁から血中へ分泌されるが，AF患者において心房由来のBNP上昇もみられる．

発作性心房細動に伴うナトリウム利尿ペプチドの変動
- 左室収縮能が正常なPAFであっても，ANP・BNPともに上昇し得る．
- PAFでも，カテーテルアブレーション施行3カ月後にBNPが有意に低下し，非再発例ではBNP値が正常まで低下することが報告されている（Yamada T, et al. Europace 2007）．
- 電気的除細動やカテーテルアブレーションによって，AFから洞調律に復帰することによりBNPが低下するといった報告は多い．AF再発のマー

カーとして有用である。
□ 持続性および慢性のAF（AFの持続期間：中央値11カ月，1カ月～6年）に対するカテーテルアブレーション後に，BNP・ANPがいずれも早期（治療翌日）から低下したという報告もある（Sacher F. Eur Heart J 2008）。
□ これらのことから，PAFの有無は短時間でのナトリウム利尿ペプチドの濃度変動に反映することがうかがわれる。

［上岡　亮］

82 発作性心房細動でも抗凝固薬は必要か？

不整脈

心房細動と脳梗塞，抗凝固薬

☐ AFによる脳塞栓は重篤化し，発症1年以内に約半数が死亡する。AFの洞調律化がよいのか，心房細動のままレートコントロールと抗凝固療法のみでよいのか，議論があった。AFFIRM試験（2002年）は「レートコントロール＋抗凝固療法」が選択肢となり得ることを示した（Wyse DG. N Engl J Med 2002）。

☐ AFFIRM試験［83章参照］では，脳卒中の危険因子を有する65歳以上のAF患者をリズムコントロール群とレートコントロール群に分けて予後を比較した。結果は，2群間で総死亡や心血管イベントの頻度に差がなく，むしろリズムコントロール群のほうがレートコントロール群よりも総死亡率がやや高い傾向を認めた。

発作性心房細動と抗凝固療法

☐ PAFと慢性AFにおける脳塞栓リスクについても議論されてきた。発作回数の少ないPAFは脳塞栓発症リスクが低いとの先入観から，抗凝固療法が行われない傾向があった。

☐ 2007年に発表されたACTIVE W試験では，PAF症例における脳塞栓症の発症率は，慢性AF症例とほぼ同じだった（Hohnloser SH. J Am Coll Cardiol 2007，図82-1）。発作性・慢性にかかわらず，リスクがあれば抗凝固療法を行う必要がある。

心房細動と発作性心房細動でなぜ脳塞栓リスクが同じなのか？

☐ ペースメーカー植込み後の患者を対象として，AF持続時間と脳塞栓発症との関係を検討した研究では，持続時間が1日未満の群は1日以上の群よりもリスクが低かった（Capucci A. J Am Coll Cardiol 2005）。つまり，AFの持続時間は脳塞栓の頻度に反映している。

☐ では，なぜPAFと慢性AFで脳塞栓の頻度に違いがなかったのか？ 以下のような推測が可能である。

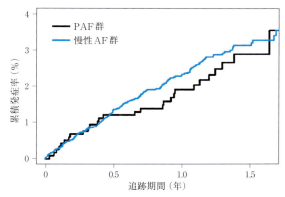

図82-1 PAF群と慢性AF群における脳塞栓の発症率。両群の発症率はほぼ同率だった。(Hohnloser SH. Incidence of stroke in paroxysmal versus sustained atrial fibrillation in patients taking oral anticoagulation or combined antiplatelet therapy：an ACTIVE W Substudy. J Am Coll Cardiol 2007；50：2156-61, Elsevier)

①無症候性AFの影響が考えられる。自覚症状や受診時の心電図からの評価と，ペースメーカー記録による評価には，精度に違いがある。
②もう1つ，「発作性」「持続性」「永続性」の分類が不確実で，限界がある。医師の判断するAF分類が不正確であることが報告された（Charitos EI. J Am Coll Cardiol 2014）。これによると，症状による分類は，デバイスの心内心電図に基づく分類とは大きく異なっている。
□ ペースメーカーが植込まれていない限り，AFのタイプを断定できないことが，PAFと慢性AFの脳塞栓イベントの差が乏しいことの主な理由であるようにみえる。

［篠原 徹二］

83 AFFIRM試験をどう読むか？

不整脈

AFFIRM試験とは？
□ AFFIRM試験（The Atrial Fibrillation Follow-up Investigation of Rhythm Management Investigation）は，抗不整脈薬により洞調律維持を目標としたリズムコントロール治療（2,033例）と，ベラパミルやジルチアゼムによるレートコントロール治療（2,027例）との間で，患者の予後を比較した試験である．
□ この試験の結果を報告する論文は2002年に発表され（Wyse DG. N Engl J Med 2002），心房細動に対する治療方針，特に抗凝固療法の重要性を決定づけた．

リズムコントロール治療は有害事象の発生が多い
□ 結論から言うと，心房細動患者において，レートコントロール群とリズムコントロール群で死亡率に有意差は認められなかった（p=0.08）．
□ p値では有意差は出ていないが，レートコントロール群で死亡率が低い傾向があった．リズムコントロール群よりもレートコントロール群で死亡率が有意に低かったのは，①65歳以上の高齢者，②心不全歴のない患者，または，③冠動脈疾患のある患者であった．
□ この試験で使用された抗不整脈薬は，アミオダロンが約60％，ソタロールが約40％を占めており（重複使用があるため合計が100％を超える），Ⅰ群薬の占める割合は高くなかった．
□ リズムコントロール群では，torsade de pointesの発生率および無脈性電気活動や徐脈などによる心肺蘇生イベントの発生率が有意に高く，また入院が必要となる頻度も高かった．

抗凝固療法こそ心房細動のfirst line therapy!?
□ この研究では，4,060例のうち157例の虚血性脳梗塞（ischemic stroke）が発生している．年率は約1％，157例のうちリズムコントロール群が80例，レートコントロール群が77例と両群間に差はなかった．リズムコン

トロール群でも基本的に抗凝固療法が行われていたためと考えられる。
- ただし，虚血性脳梗塞症例の多くでは，ワルファリンを中止したり，INRが2.0を下回っていた。
- これらのことから，本研究では「心房細動があり，脳梗塞リスクのある患者では，ワルファリン治療を継続することが重要である。また，リズムコントロールよりもレートコントロールをprimaryに考慮すべきである」と結論づけられた。

抗不整脈薬は有害，でも洞調律は有益？

- このN Engl J MedへのAFFIRM試験の結果掲載の2年後に，「洞調律であることが良好な予後に関連している」というサブ解析の結果が報告された（Corley SD. Circulation 2004）。
- さらに，抗不整脈薬が予後の悪化と関連していることが示された。ただし，洞調律であることを変数から取り除くと，抗不整脈薬の使用と死亡の関連は有意ではないことも判明した。
- このことは，抗不整脈薬による洞調律維持のメリットが，副作用である催不整脈というデメリットにより打ち消されていることを示唆している。

期待されること

- AFFIRM試験が発表されてから10年以上が経過し，心房細動に対する治療にも新しいアプローチが多く出現している。
- カテーテルアブレーションには，抗不整脈薬とは異なり，催不整脈作用はない。
- AFFIRM試験およびそのサブスタディから考えると，カテーテルアブレーションによるリズムコントロール治療は，レートコントロール治療よりも予後を改善する可能性がある。実際に，カテーテルアブレーションを受けた患者では脳梗塞が少ないことが最近報告された（Bunch TJ. Heart Rhythm 2013）。
- もちろん，カテーテルアブレーションにも合併症などネガティブな側面はある。
- 現時点ではカテーテルアブレーションによる予後改善の可能性は証明されていないが，近い将来には明らかになるものと期待される。

［牧元 久樹］

84 RACE Ⅱ でわかったこと

不整脈

RACE Ⅱ 試験とは？
- AFFIRM試験（2002）は，レートコントロールがリズムコントロールに劣らない選択であることを報告した．RACE試験（2004）も同様の結果であった．本邦のJ-RHYTHM試験（2009）においても，生命予後と心血管イベントでは，これまでの試験と同じ結果が観察された．しかし，レートコントロールでどの程度まで心拍数を管理すべきか明確なエビデンスはなかった．
- そこで，永続性AF患者を対象とし，厳格なレートコントロール（目標心拍数＜80/min）と緩やかなレートコントロール（目標心拍数＜110/min）を比較するRACE Ⅱ 試験（Van Gelder IC. N Engl J Med 2010）が行われた．

デザイン
- 両群とも目標心拍数への到達のため，β遮断薬・カルシウム拮抗薬・ジゴキシンが単独または併用で投与された．目標値到達までは，2週間に1度来院し，12誘導心電図で心拍数を計測した．目標心拍数到達後，厳格なレートコントロール群では，徐脈の程度を確認するために24時間ホルター心電図も行われた．
- 薬剤数は，緩やかなレートコントロール群よりも厳格なレートコントロール群で有意に多かった（$p<0.01$）．

結果
- 3年間で，心血管死，心不全による入院，脳卒中，全身性塞栓症，大出血，不整脈イベントの一次エンドポイント発生は，厳格なレートコントロール群で15％，緩やかなレートコントロール群で13％と差がなかった．緩やかなレートコントロールは，厳格なレートコントロールよりも，来院回数・検査・薬剤量が少なかった．慢性AFでは，緩やかなレートコントロール（心拍数＜110/min）で十分であることが明らかとなった．

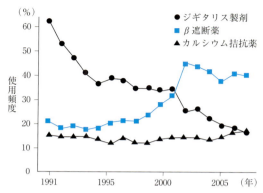

図84-1 AFのレートコントロールの治療薬。AF患者1,400例における,1991～2007年の16年間追跡調査。(Andrade JG, et al. Antiarrhythmic use from 1991 to 2007：insights from the Canadian Registry of Atrial Fibrillation (CARAF I and II). Heart Rhythm 2010；7：1171-7, Elsevier)

使用された薬物の影響

☐ かつては,AFのレートコントロールにはジギタリスが多く使用された。最近はジギタリスからβ遮断薬にシフトしている(Andrade JG. Heart Rhythm 2010,図84-1)。

☐ 緩やかなレートコントロール群の65%は単独療法でレートコントロールが可能であった。厳格なレートコントロール群の68%では,β遮断薬にカルシウム拮抗薬やジゴキシンが併用されていた。

☐ AFFIRM試験のサブ解析で,ジゴキシンは予後悪化と関係していた(Corley SD. Circulation 2004)。ジゴキシンは強心薬として長く使用されているが,レートコントロールでの予後改善のエビデンスはない。

[篠原 徹二]

85 心房細動のカテーテルアブレーションはどう行われるか？

不整脈

アブレーションを誰に行うか？
- [ ] 器質的背景はないが症状があり，薬物治療の効果の乏しいPAFが良い適応である。
- [ ] 以下のことを考慮する。
  - 症状
  - 背景疾患：成功率にも合併症にも影響する。心機能低下や左房拡大があれば成績は下がる。
  - 薬物治療の効果
  - AFのタイプ：持続が短いほうが成績は良い。
  - 成績：施行施設の経験数も成功率や安全性に反映する。
  - 禁忌：抗凝固療法ができないときや心内血栓があれば施行できない。

肺静脈をどうするのか？
- [ ] 「AFの引き金になる興奮は肺静脈に起源をもつ」ことがAFアブレーションの手技の背景にある。肺静脈の異常興奮の左房への伝播を妨げるために，肺静脈隔離術（pulmonary vein isolation）が行われる。
- [ ] 左房と肺静脈の電気的隔離には，4本の肺静脈を電位を指標に個別に隔離する方法，左右同側肺静脈を2本ずつ隔離する方法，4本の肺静脈を後壁と一括して隔離するBox隔離術などがある。
- [ ] 上大静脈もAFの発生に関与することがあるため，ときに上大静脈隔離術も行われる。
- [ ] AFLとAFは合併することも多く，しばしばAFLのアブレーションも同時に行われる。
- [ ] 2014年度より本邦でも冷凍アブレーション（cryoablation）による肺静脈隔離術が施行可能となった。この方法により，術者間の技術差を少なくすることが期待されている。

肺静脈隔離術以外に行われること

- 長期持続性AF（持続時間が1年以上の持続性AF）では，肺静脈隔離術のみでは十分な成績が得られない．そのため，心房筋における異常興奮の発生や維持への関与が疑われる部位（不整脈基質）を焼灼することもあり，CFAE（complex fractionated atrial electrogram）や左房内線状アブレーションが施行される．
- 線状アブレーションでは，左右肺静脈間の天蓋部を結ぶroof line，左肺静脈と僧帽弁輪を結ぶmitral isthmus lineなどに焼灼を加える．
- CFAEアブレーションは，分裂電位や基線の振れ，非常に短い周期（<120ms）を有する異常電位を標的とする．定義や方法は施設により異なる．
- 最近は，肺静脈隔離術に併用して肺静脈周囲に存在する自律神経叢を修飾することで術後成績を向上させる神経節（ganglionated plexi：GP）アブレーションも報告されている．

アブレーションの前後

- 周術期の塞栓症を予防するため，術前3週間以上の抗凝固療法が推奨され，心内血栓除外のため経食道心エコーも行われる．
- 術中はヘパリンを用いて活性化抗凝固時間（activated clotting time：ACT）を300～400秒に維持する．術後に出血がなければ，早めに抗凝固療法を再開する．
- 最低3カ月間は抗凝固薬を投与する．その後，洞調律が維持され，血栓塞栓症のリスクが低い一部症例では，抗凝固薬が中止されることもある．
- ただし，術後の抗凝固療法の継続の可否について，現時点では明確なエビデンスも指針もない．
- 3カ月以内のAF再発は，慢性期に消失することもある．3カ月を経過しても再発するAFに対して，再アブレーションが試みられることもある．
- 複数回の治療は成功率を高める．アブレーション後の抗不整脈薬投与が慢性期の成績を高めるというエビデンスはない．

合併症

- AFアブレーションの合併症には，心タンポナーデ（1.28％），血栓塞栓症（0.27％），食道関連合併症（0.03％），肺静脈狭窄（0.34％），横隔神経麻痺（0.15％）などがある．

［吉賀 康裕］

86 心房細動のカテーテルアブレーションで脳梗塞が減るか？

不整脈

心房細動のカテーテルアブレーションと脳梗塞

- □ アブレーション施行群4,212例と，年齢および性別を一致させたアブレーション非施行群16,848例，およびAFのない対照群16,848例を比較すると，施行群は非施行群より脳血管イベント発生率が低く，対照群と同じだった（Bunch TJ. J Cardiovasc Electrophysiol 2011）。
- □ さらに，すべてのCHADS2スコアレベルにおいて，アブレーション施行群では，非施行群より脳血管イベント発生率が低く，対照群と同等であった（図86-1）
- □ 英国とオーストラリアの7施設のアブレーションを施行した1,273例とEuro Heart Surveyの薬物治療群を比較した結果，アブレーション群で脳卒中および死亡が少なく，性別および年齢を一致させた一般母集団と差がなかった（Hunter RJ. Heart 2012）。
- □ 台湾における後ろ向きコホート試験では，予後や心不全による入院には反映されないものの，アブレーションによる脳卒中の減少が示唆された（Chang CH. Circ Arrhythm Electrophysiol 2014）。

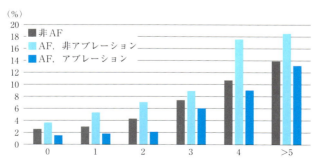

図86-1 CHADS2スコアごとの脳梗塞発症率（Bunch TJ. Heart Rhythm 2013；10：1272-7をもとに作成）

□ アブレーション後の洞調律維持が心臓死を減少させるが、総死亡および脳卒中の減少はみられなかったという報告もある（Ghanbari H. Heart Rhythm 2014）。
□ 全体としてみれば、AFのカテーテルアブレーションが脳梗塞減少を示唆するという報告は多い。しかし、洞調律維持例における抗凝固療法にはばらつきがあり、結果の解釈や、抗凝固薬の使い方にシンプルな指針を提供するまでの知見はない。
□ アブレーション有効例で抗凝固療法を中止できるかどうかは、未知のところが多い。予後や脳卒中に対するアブレーションの影響を前向きに評価する目的のCABANA試験やEAST試験が進行中である。

今のところ
□ アブレーション後にAFが無症候性に再発し得ることや、経過が長くなれば再発率も高くなることから、再発の有無にかかわらず個々のリスクに応じて抗凝固薬の継続と中止を判断するよう推奨されている。
□ 2012年の日本循環器学会のガイドラインでは、CHADS2スコア2点、ESCのガイドラインではCHA2DS2-VAScスコア2点以上で、AFの再発の有無にかかわらず3カ月以降も抗凝固療法を継続することが望ましいとされている。
□ 2014年のAHA/ACC/HRSのガイドラインでは、抗凝固療法を回避する目的のみでAFアブレーションを行うべきではないと明記されている。
□ 今後、AFアブレーション有効例における脳梗塞発症率が明らかになれば、よりわかりやすい抗凝固療法の指針が得られるかもしれない。

［吉賀 康裕］

87 特発性心室頻拍の心電図

流出路起源の特発性心室頻拍（VT）
□ 頻度が高く，多くは右室側起源である。下方軸を特徴とする（図87-1）。
  - 右室高位流出路の中隔や自由壁起源：下壁誘導とⅠ誘導にRR′パターン，下壁誘導のR波高は低めになり，V_1〜V_3のS波高は大きくなる。
  - 左室流出路心内膜側起源：V_6に0.1mV以上のS波を認めることが多い。
  - 左冠尖起源：R波が高く，胸部誘導の移行帯がV_1〜V_3と早期性を示し，V_6でのS波を認めない。V_1・V_2で計測したR/S振幅，またはR波の幅/QRS幅が右室流出路起源より大きい。

僧帽弁輪起源の特発性VT
□ 右脚ブロック波形を呈し，V_5またはV_6にS波を認める。胸部誘導の移行帯は，V_1以前または後中隔起源ではV_1〜V_2間に認める。V_2〜V_5はRまたはRsパターンを呈し，V_6にもR波を認める。

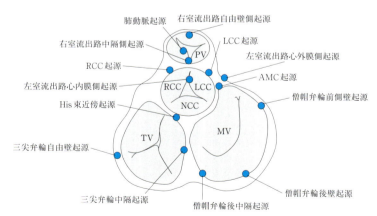

図87-1　特発性VTの好発部位。PV：肺動脈弁，RCC：右冠尖，LCC：左冠尖，NCC：無冠尖，MV：僧帽弁，TV：三尖弁，AMC：大動脈-僧帽弁連結部。

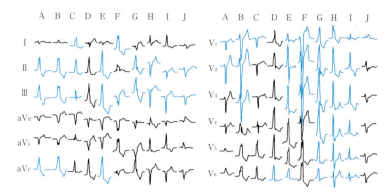

図87-2 代表的な特発性VTの心電図。鑑別上特徴的な所見を有する誘導を青で示す。A：右室流出路中隔，B：右室流出路自由壁，C：His束近傍（三尖弁輪中隔），D：左室流出路心内膜側，E：Valsalva洞左冠尖，F：三尖弁輪後側壁，G：僧帽弁輪前側壁，H：僧帽弁輪後壁，I：僧帽弁輪後中隔，J：ベラパミル感受性左室脚枝。(Ito S, et al. Development and validation of an ECG algorithm for identifying the optimal ablation site for idiopathic ventricular outflow tract tachycardia. J Cardiovasc Electrophysiol 2003；14：1280-6, John Wiley & Sons, Inc／Tada H, et al. Idiopathic ventricular arrhythmias originating from the tricuspid annulus：Prevalence, electrocardiographic characteristics, and results of radiofrequency catheter ablation. Heart Rhythm 2007；4：7-16, Elsevier／Tada H, et al. Idiopathic ventricular arrhythmia arising from the mitral annulus. J Am Coll Cardiol 2005；45：877-86, Elsevierより抜粋して作成)

ベラパミル感受性左室脚枝特発性VT
□ 左脚後枝領域特発性VTは右脚ブロック・上方軸を呈し，前枝領域特発性VTは右脚ブロック・下方軸となる。

知っていると得をするか？
□ 心室期外収縮のQRSを図87-2と対比すれば，ある程度発生部位を推測できる。日常の診断と治療に直ちに役立つわけではないが，心室興奮のベクトルを心電図から洞察することで心電図の三次元的な理解が深まる。
□ これらの心電図に関わる知見の多くは，カテーテルアブレーションが行われるようになってから得られた。標的となるVTのおよその部位を前もって推測できれば，適切なアブレーションのアプローチにつながる。
□ 通常はベラパミル感受性VTを診断して，ベラパミルによる治療が行えれば間に合う。

[吉賀 康裕]

88 ベラパミル感受性心室頻拍はなぜベラパミルに感受性があるか?

不整脈

ベラパミル感受性心室頻拍とは?

- ベラパミル感受性VTとは,明らかな器質的心疾患を伴わない単形性の左室起源特発性心室頻拍(idiopathic left ventricular tachycardia:ILVT)の1つ。その名のとおり,ベラパミルが発作の停止・抑制に有効である。
- ベラパミル感受性VTはリエントリー性頻拍であり,左室の脚枝領域に頻拍回路を有しており,心室ペーシングのみならず,心房ペーシングでも誘発できる。
- その多くが左脚後枝領域にリエントリー回路を有する。右脚ブロック・左軸偏位型あるいは北西軸型を呈し,QRS幅の拡大は少ない(図88-1)。
- 少数ではあるが,右脚ブロック・右軸偏位型の左脚前枝領域起源,QRS幅が狭く正常軸である上部中隔起源のものもある。

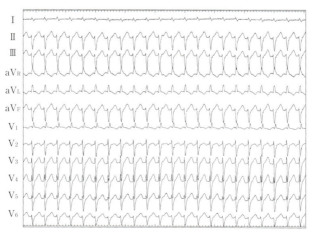

図88-1 左脚後枝領域起源のベラパミル感受性心室頻拍の1例。右脚ブロック・左軸偏位型を呈している。

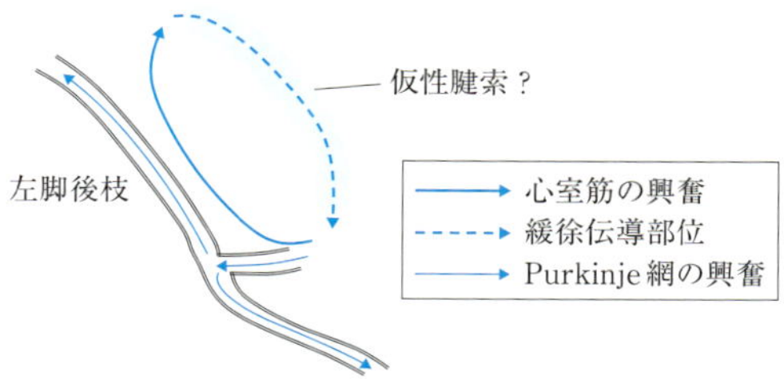

図88-2 左脚後枝領域ベラパミル感受性心室頻拍のリエントリー回路。回路の下行脚は異常Purkinje組織からなる緩徐伝導路である。上行脚については，心室筋の興奮である可能性も示唆されている。

ベラパミル感受性心室頻拍のリエントリー回路
□ 頻拍中に心内で電位を記録すると，異常Purkinje組織の興奮が検出され，リエントリー回路の緩徐伝導路であることがわかっている。Purkinje網が回路の一部であるかどうかについては，今も結論が出ていない（図88-2）。
□ この頻拍と仮性腱索（false tendon）との関連が示唆されたが，仮性腱索が確認できない症例も多く，心内膜の肉柱や小乳頭筋などの小さな構造物に存在するPurkinjeネットワークも重要であると考えられている（Nogami A. Pacing Clin Electrophysiol 2011）。

ベラパミルがなぜ効くのか？
□ 心内電位での解析から，リエントリー回路の中に減衰伝導特性をもつ部位があることが明らかとなっている。
□ 減衰伝導特性は，L型Ca^{2+}チャネルに依存する房室結節の伝導にみられる電気生理学的特徴である。したがって，この頻拍のリエントリー回路を形成する異常Purkinje組織は，なんらかの理由により細胞静止膜電位が浅くなり，Ca^{2+}チャネルに依存した伝導に変化している可能性がある。

［上岡　亮］

89 心筋梗塞後の心室頻拍はどうして生じるのか？

不整脈

□ 心筋梗塞後の心室頻拍（VT）として，急性虚血（一部再灌流後）と心筋梗塞後の瘢痕組織を基質とするものがある．

急性虚血の心室頻拍
□ 急性虚血のVTは，心室細動（VF）を引き起こす多形性VTとして出現することが多い．
□ 急性心筋梗塞発症6時間以内の血栓溶解療法を施行した患者では，持続性VTが3.5％，VFが4.1％，VT＋VFが2.7％に出現したと報告されている（Newby KH. Circulation 1998）．
□ 心筋虚血では，細胞外K^+濃度の増加，細胞内Ca^{2+}濃度の増加，アシドーシス，虚血性代謝産物の蓄積，活性酸素の増加，心筋細胞内ATPの枯渇，カテコラミン濃度上昇などの反応が起こる．
□ これらの反応によって，心筋虚血時には多くの心筋細胞のイオンチャネルやポンプ交換系の機能が影響を受ける．この影響は，発症からの時間や部位によって様々である．
□ リエントリー，異常自動能，triggered activityの機序により，不整脈が出現する．

陳旧性心筋梗塞の心室頻拍
□ 陳旧性心筋梗塞に合併するVTの機序は，心筋虚血により線維化した瘢痕組織と残存心筋，および周囲の健常心筋を含めた領域でのリエントリーである．
□ リエントリー成立の条件として，①一方向性ブロック，②興奮が回帰する回路，③緩徐伝導，④不応期が旋回路周期よりも短いことが必要である．
□ 瘢痕組織が刺激興奮伝導の障壁の役割を担い，瘢痕組織間に存在する残存した傷害心筋が緩徐伝導路となる．共通緩徐伝導路（common pathway）の出口（exit）から抜けた興奮が，瘢痕組織の周囲に存在する正常心筋を介して（outer loop），緩徐伝導路の入口（entrance）に達し，回路を旋回

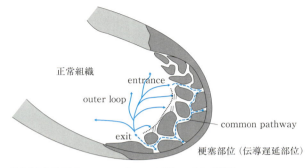

図89-1 陳旧性心筋梗塞のリエントリー回路の三次元構造

することでリエントリーを成立させる（図89-1）。
- 左前下行枝による前壁中隔陳旧性心筋梗塞では，純粋に梗塞部位における遅延伝導および瘢痕組織による障壁がリエントリー回路を成立させている。
- 一方，右冠動脈および左回旋枝閉塞に伴う後側壁および下壁陳旧性心筋梗塞では，僧帽弁輪を一部解剖学的障壁としていることもある。心筋梗塞による瘢痕領域と僧帽弁輪の間を回路の一部に含む。
- 陳旧性心筋梗塞のVTでは，心筋症に伴うVTに比べて心外膜側に遅延伝導部位を有することが少なく，後側壁〜下壁陳旧性心筋梗塞で15％程度，前壁中隔陳旧性心筋梗塞では極めて稀である。
- 梗塞巣が心内膜側に形成されやすいことや，心腔から心筋が直接血液にさらされるため心内膜側に傷害心筋が残存しやすいことなどが機序として考えられる。

His-Purkinje線維を起源とした心筋梗塞後心室頻拍
- 153例の虚血性心疾患のVTの解析では，11例（7.1％）がHis-Purkinje系や左右伝導脚が関与していた（Lopera G. J Cardiovasc Electrophysiol 2004）。
- これらの頻拍は，His-Purkinje系に伝導障害を認めることが多い。Purkinje線維は虚血に抵抗性が高く，梗塞巣内の障害されたPurkinje線維の残存は，頻拍の原因の1つとなる。
- 心筋梗塞急性期あるいは慢性期に，Purkinje線維起源の心室期外収縮がトリガーとなって反復性多形性VTを繰り返すelectrical stormがある。ときに，Purkinje電位を指標としたカテーテルアブレーションが奏功する。

［吉賀 康裕］

90 CAST試験でわかったこと

不整脈

CAST試験とは？
☐ 心筋梗塞後に心室不整脈が多ければ，予後不良である。これを踏まえて，抗不整脈薬によって陳旧性心筋梗塞後の心室不整脈の減少が予後改善につながるかが，CAST試験で検討された（Echt DS. N Engl J Med 1991）。
☐ Ⅰc群抗不整脈薬のフレカイニド（タンボコール®）とencainide（本邦未販売）が用いられた。これらの薬剤によって，心室期外収縮が80％以上，非持続性VTが90％以上減少した患者が登録された。
☐ 薬剤効果が確認された患者だけを対象とした試験デザインが，この試験の特徴である。

結 果
☐ 期待に反して，不整脈が原因と思われる死亡が，実薬群43例，プラセボ群16例（p＝0.0004）と，実薬群で多かった。
☐ さらに，急性心筋梗塞やうっ血性心不全など不整脈以外の心臓死も，実薬群17例，プラセボ群5例（p＝0.01）と前者で多かった。

予想が外れた理由
☐ 上記の結果について，様々な議論がなされた。CASTのサブ解析では，Q波梗塞と非Q波梗塞が比較された。Q波梗塞では実薬群の死亡と心停止はプラセボ群の1.7倍であった。非Q波梗塞では実薬群が8.7倍と高値であったことから，残存心筋が多いほど，抗不整脈薬の悪影響を受けやすいことが示唆された（Akiyama T. Am J Cardiol 1991）。
☐ 非Q波梗塞では新たな虚血のイベントが発生しやすいことから，抗不整脈薬投与下に急性虚血が生じることが致死的イベントをまねきやすい状況を作るのではないかと推測された。

その後の不整脈薬物治療の変遷
☐ CAST試験は不整脈の薬物治療を大きく変えた。心筋虚血や心機能低下が

あればⅠ群薬は使いにくくなり，心抑制作用が少ないⅢ群抗不整脈薬への依存が大きくなった。

☐ Ⅲ群薬のなかでも，アミオダロンのみが心筋梗塞後や不全心の予後を改善することが報告されている（Amiodarone Trials Meta-analysis Investigators. Lancet 1997）。

☐ アミオダロンは，K^+電流遮断作用以外にも，Na^+電流やCa^{2+}電流の遮断作用，β遮断効果を有する。これらのどの作用が予後改善の根底にあるかはわかっていない。

＊　　　＊　　　＊

☐ まとめると，虚血や心筋障害を認めるときには，心抑制や催不整脈作用を有する抗不整脈薬は避けるべきである。抗不整脈薬の使用が避けられないときに，心抑制作用の少ないアミオダロンのみが選択肢となる。

［篠原　徹二］

91 Torsade de pointesとは何か？

不整脈

torsade de pointesの定義
- torsade de pointes（TdP）はQT延長に伴う多形性心室頻拍である。twitching of the pointの意味のフランス語で，QRS波形が基線を中心に次々と捻れるように変化する形に由来している。
- レートは200〜300/minと速く，通常は自然停止するが，ときに心室細動に移行する。
- 原因として先天性QT延長症候群，薬剤や電解質異常などに伴う二次性のQT延長症候群がある。

特徴的なQRS波形の機序
- QRS波形が多形性となる機序としては，spiral wave理論が有力である（Antzelevitch C. J Am Coll Cardiol 1994）。
- 活動電位持続時間（APD）の延長により早期後脱分極が起こる［詳細は64章参照］。さらにAPD延長による不応期のばらつきからspiral reentry回路が形成され，頻拍が維持され特徴的な波形を呈する。

torsade de pointesを起こす心電図所見
- TdPが起こる直前にT波形が1拍ごとに変化する"T wave alternance"と呼ばれる現象を認めることがある（図91-1）［92章参照］。
- 期外収縮による代償性休止期後に，1拍目のQT間隔が延長し，続けて心室期外収縮が起こることによりTdPが発生することが多い。これを"short-long-short sequence"と呼ぶ（図91-2）。

二次性QT延長症候群
- 二次性QT延長の誘因には，
    - 抗不整脈薬や向精神薬・抗生物質などの薬剤によるもの
    - 低カリウム血症や低マグネシウム血症などの電解質異常
    - 有機リン中毒

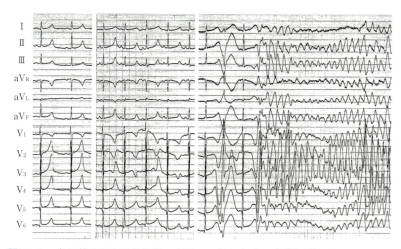

図91-1 先天性QT延長症候群の1例。アドレナリン負荷に伴いT wave alternanceが出現，続いてtorsade de pointesが誘発された。

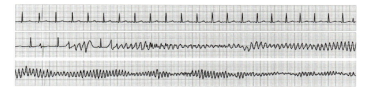

図91-2 ホルター心電図で捉えられたtorsade de pointes。short-long-short sequenceから頻拍が開始している。

- 房室ブロックや洞不全症候群による高度の徐脈
- 脳出血や脳梗塞などの中枢神経疾患
- 甲状腺機能低下症や神経性食思不振症などの代謝異常

などがある。
□ TdPの発作急性期では，硫酸マグネシウムの静注が有効である。
□ 二次性QT延長症候群の治療は，誘因の除去である。薬剤性であれば当該薬物の中止，電解質異常があればその補正を行う。
□ 徐脈に対しては，ペーシングやイソプロテレノールの投与により心拍数を上昇させることも有効である（ただし後者は，先天性QT延長症候群ではTdPの発生を助長する）。

［上岡　亮］

92 先天性QT延長症候群の心電図

不整脈

- QT延長症候群(long QT syndrome：LQTS)は，QT延長とtorsade de pointes (TdP)と呼ばれる多形性心室頻拍を特徴とする．稀ならず突然死や失神を認める．
- LQTSは，遺伝(家族)性の先天性LQTSと，薬剤・電解質異常・徐脈などで生じる後天性(二次性)LQTSに分類される．
- 先天性LQTSは，現在までに10個を超える遺伝子型が報告されている．そのうち，LQT1が40%，LQT2が30〜40%，LQT3が10%と3つの遺伝子型で90%を占める．
- それぞれの臨床的特徴は，
  ① LQT1：交感神経刺激に対して最も感受性が強い．失神や突然死は運動や情動によって生じる．水泳中の事故を認める．
  ② LQT2：電話や目覚まし時計の音刺激など，急激に交感神経が緊張するときに心血管イベントが起こりやすい．
  ③ LQT3：夜間就寝時や安静時に心血管イベントが多い．徐脈が増悪因子となる．

心電図による診断

- Schwartzらの心電図所見・臨床症状・家族歴による臨床的診断基準(Circulation 1993)が用いられる．これは，心電図所見・臨床症状・家族歴をスコア化し，合計が，≧3.5点：診断確実，1.5〜3点：疑診，≦1点：可能性が低い，となる．
- QT時間は，心電図上のQRS開始点からT波の終末点までの時間であり，脱分極時間と再分極時間の総和になる．
- QT時間は心拍数による影響を受けるため，Bazettの式により心拍数補正した修正QT時間($QTc = QT/\sqrt{RR}$)を用いる．QTcの正常範囲は男性＜450 ms，女性＜460 msであり，それ以上をQT延長と定義される．
- T波の終末点は，T波が基線に復する時点とすると，しばしば過大評価する．T波の下降脚に接線を引いて接線と基線が交差する点をT波終末点と

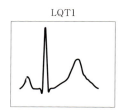 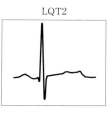 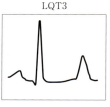

図92-1　LQT1，LQT2，LQT3の心電図。T波形にそれぞれ特徴があり，LQT1は大きくて幅広い。LQT2は振幅が低い。LQT3は非常に遅く立ち上がるT波を認める。

する方法も用いられる。
- □ QT時間は，12誘導心電図における全誘導中で最も長いQT時間とされているが，通常はⅡ誘導やV_5で測定する。
- □ QTc値のほかに，TdPの既往，T wave alternans（T波交互脈），3誘導以上でのnotched T waveも診断に寄与する。
- □ T wave alternansとは，T波の振幅・波形または極性が心拍ごとに交互に変化する現象である。心室筋の興奮の不均一性を反映し，不整脈出現のリスクが高いことを示す。
- □ 運動負荷・アドレナリン負荷・顔面冷水負荷・24時間心電図・薬物負荷での，QT間隔の増大やQT dispersionの増大，T波形変化の有無も診断に有用である。

先天性QT延長症候群タイプ別の心電図特徴
- □ LQTSのタイプごとに突然死のリスクや誘因は異なる。遺伝子診断の確率は50〜70％である。心電図波形や臨床的特徴からおおよその診断をつけることができる。
- □ LQTSのタイプ別心電図は，図92-1に示すような特徴を示す。
    ①LQT1：大きく幅広いT波を認める。
    ②LQT2：T波の振幅が低く，しばしば結節形成ないし2峰性T波を示す。
    ③LQT3：T波の幅と振幅は正常であるがその出現が遅延しており，ST部分が長い。

［篠原　徹二］

93 専門医に送るBrugada症候群,送らないBrugada型心電図

不整脈

Brugada型心電図とBrugada症候群

☐ J点付近のST上昇をピークとして,そのまま下降し陰性T波へ移行するcoved型と,J点付近のST上昇が基線に復さずにそのまま陽性T波へ移行するsaddleback型は,いずれもBrugada型心電図と呼ばれてきた。

☐ 最近は有症候性Brugada症候群と無症候性Brugada症候群という用語が用いられる。

☐ 2005年に欧米から報告されたコンセンサスレポートでは,J点のST上昇度と形態によりType 1〜3に分類し,Type 1のみ診断価値を有するとしている(Antzelevitch C. Heart Rhythm 2005)。右側胸部誘導の1誘導以上において,J点で2mm(0.2mV)以上のST上昇を有し,陰性T波に移行するcoved型がみられた場合をType 1と定義する(図93-1)。

☐ Type 2はJ点で2mm(0.2mV)以上のST上昇を有し,引き続くST部分は1mm(0.1mV)以上で,そのまま陽性ないし2相性T波に続くもの,また,Type 3はST上昇が1mm(0.1mV)未満で,saddleback型ないしcoved型のものと定義される(図93-1)。

☐ 右側胸部誘導の1誘導以上においてNa$^+$チャネル遮断薬投与の有無にかかわらずType 1のBrugada型心電図を有し,心室細動の既往,多形性VT

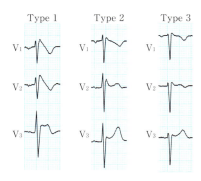

図93-1 Brugada型心電図の分類

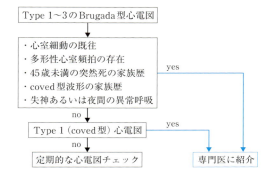

図93-2 Brugada型心電図に対する方針

の存在，45歳未満の突然死の家族歴，coved型波形の家族歴，プログラム刺激によるVTの誘発，失神あるいは夜間の異常呼吸のいずれかを有するものを，Brugada症候群と診断する．右側胸部誘導は1～2肋間上方の部位で記録されたものも含める（Priori SG. Europace 2013）．

Brugada症候群の予後とリスクの予測

☐ Brugadaらは334例の調査から，有症候性では心室不整脈の誘発性が，無症候性では心室不整脈の誘発性および薬物負荷によらない自然発生の異常心電図が，イベントの予測因子であるとした（Circulation 2002）．

☐ Prioriらは200例のデータベースから，予後予測因子は失神と自然に記録されたV_1～V_3のST上昇であり，VTの誘発性はリスク評価には有用でないとした（Circulation 2002）．

☐ 本邦の調査では，失神群と無症候群を合わせた群において，45歳未満での突然死の家族歴のみが心血管イベントの予測因子であり，突然死の家族歴とType 1心電図の組み合わせが予後予測に有用とされた．

専門医にコンサルトしたいBrugada症候群

☐ 診断と専門医への紹介についての考え方を図93-2に示す．

☐ 上記のいずれも認めず，自然発生のType 1心電図（coved型）がみられなければ，予後は比較的良好であり，専門医への紹介は必須ではない．

☐ Brugada型心電図は日内変動や日差変動があるため，複数回の心電図記録が望ましい．

［吉賀 康裕］

94 抗不整脈薬を使うリスク

不整脈

抗不整脈薬の分類
- 抗不整脈薬について理解するには，まず大まかにVaughan Williams分類を学び，次にSicilian Gambit分類で個々の薬剤の細かい特性を理解する．後者を記憶するのは難しく，知識の確認に用いる．
- Vaughan Williams分類では，Na^+チャネル遮断作用がメインのⅠ群薬，β遮断薬であるⅡ群薬，K^+チャネル遮断作用がメインのⅢ群薬，Ca^{2+}チャネル遮断作用がメインのⅣ群薬に分類されている．

Ⅰ群薬のリスク：陰性変力作用と催不整脈作用
- Ⅰ群薬はNa^+チャネル遮断作用がメインである．活動電位持続時間（APD）に対する影響により，さらにⅠa・Ⅰb・Ⅰc群に分類される．
- Na^+チャネル遮断作用によって細胞内Na^+が減少．このためNa^+/Ca^{2+}交換系により細胞内Ca^{2+}が減少し，心収縮力が低下する（陰性変力作用）．
- 心臓内伝導障害を悪化させて徐脈性不整脈を起こしたり，不整脈基質を有するならリエントリー性の不整脈を起こす可能性がある．
- Ⅰa群はNa^+チャネル遮断作用に加え，一部のK^+チャネル遮断作用を併せ持っている．このため，APDが延長する（つまりQT時間が延長する）ので，torsade de pointes（TdP）を誘発する可能性がある．
- Ⅰc群はK^+チャネルへの影響は主作用ではなく，APD延長は乏しい．TdPを生じにくい．
- Ⅰb群は上記2群とは異なり，不活性化したNa^+チャネルに結合し，Na^+チャネルからの解離が速い（fast drug）．したがって，心室頻拍などの速い周期の興奮に効果を発揮し，逆に洞調律時には素早く解離する．このため，陰性変力作用や催不整脈作用がほとんどない．
- Ⅰ群薬の危険度としてはⅠa＞Ⅰc＞Ⅰb．高齢者や肝・腎機能低下など，薬剤代謝が落ちている患者に使用する際には注意が必要（漫然とⅠ群薬を投与しない）であり，原則的に器質的心疾患を有する場合には使用を避ける．

Ⅲ群薬のリスク：アミオダロンはマルチチャネルブロッカー

☐ ソタロール，ニフェカラント，そしてアミオダロンがⅢ群薬にあたる。

☐ ソタロールはK^+チャネルおよび$β$受容体遮断作用，ニフェカラントはpureなK^+チャネル遮断作用をそれぞれ有するが，アミオダロンは様々なイオンチャネルやイオン交換系を抑制して抗不整脈作用を発揮する。ソタロールやニフェカラントはK^+チャネル遮断作用が主体であり，QT延長およびTdPに注意が必要である。

☐ アミオダロンの場合は複雑である。急性期投与では，I_{Kr}など一部のK^+チャネル遮断作用を有するものの，Na^+やCa^{2+}電流の阻害作用なども有するため，結果的にはAPDの延長はあまり顕著ではない。アミオダロンで問題となるのは，慢性期の甲状腺機能低下症や間質性肺炎といった心外性の副作用である。定期的な甲状腺機能や肺機能，KL-6（シアル化糖鎖抗原）などのフォローを要する。

Ⅳ群薬のリスク：ベプリジルはⅢ群薬に近い

☐ Ⅳ群薬には，L型Ca^{2+}チャネルに作用するベラパミル・ジルチアゼムに加え，本邦ではベプリジルが使われている。

☐ ベラパミルとジルチアゼムは洞結節や房室結節に作用し，それらを回路に含むリエントリー性不整脈の停止や，心房細動などのレートコントロールに使用される。洞結節や房室結節の機能が低下した患者では，著しい徐脈をきたす恐れがある。また，陰性変力作用も有するため，低心機能患者には適さない。顕性WPW症候群においては，心房細動や心房粗動の際に副伝導路による心室応答が著しく亢進するため，カルシウム拮抗薬を含め房室伝導抑制作用のある薬剤の投与は一般的には避けたい。

☐ ベプリジルは上記の2つとは異なり，Na^+チャネル，L型Ca^{2+}チャネル，K^+チャネルなど，多くのイオンチャネルに作用する。実質的にはⅢ群薬に近い。使用する際には，特にこのK^+チャネル遮断作用に注意が必要である。経口の抗不整脈薬ではTdPの頻度が高い部類に入るため，より頻回に心電図のチェックや血液検査を行う。

［上岡　亮］

95 DDDとVVIはどこが違うか？

不整脈

- ペースメーカー機器の進歩は著しく，様々な機能が内蔵されている。すべての機能を理解し使いこなすことは，容易ではない。機能の細かな設定や選択は，専門的な知識を有するメーカーの専門職員または臨床工学士に依頼することが少なくない。
- 本章では，ペースメーカーの基本的な機能について述べる。

ペースメーカーの基本的な機能
- ペースメーカーの基本的な機能には，電位を感知するセンシングと，心筋に電気刺激を与えるペーシングとがある。
- センシング時の反応様式には，自己の心拍出現時にペーシングを制止する「抑制」と，自己の心房波を感知して任意のタイミングで心室をペーシングする「同期」とがある。
- ペースメーカーの機種と機能は，ペースメーカーコードと呼ばれる記号により表現されている。
- ペースメーカーコードの最初の記号はペーシング部位（A：心房，V：心室，D：両方），2番目の記号はセンシング部位（A，V，D），3番目の記号はセンシング時の反応様式（I：抑制，T：同期，D：両方）を示す。
- 4番目のコードにRを付け加えて表記することもある。Rはレートレスポンスを示し，体動などを感知してペースメーカーの応答性を変化させる機能である。
- DDDは，心房および心室（通常は，右房および右室）にペースメーカーリードを留置し，それぞれの部位でセンシングとペーシングを行う。センシング時の反応様式は抑制と同期の両機能を併せ持つ。当然，リードは心房と心室で合計2本必要である。
- VVIでは，心室（通常は右室）にのみペースメーカーリードが留置されるため，同期の機能は存在せず，センシング時の反応様式は抑制のみである。
- DDD，VVI以外にもAAI（心房のみにペースメーカーリードを留置），VDD（ペースメーカーリードの先端は右室に留置され，リードの途中部

分で心房のセンシングのみを行う）などが用いられることもある。

DDDとVVI
- 表題に「DDDとVVIはどこが違うのか？」とあるが，リードの本数，本体の機能，さらには価格が違う。
- 価格の高いDDDのほうが機能的にも優れている（リードは2本必要であるが）。DDDは，心房と心室を同期させて収縮させることができるため，より生理的な心臓収縮に近く，心機能的には有利である。有効な心房収縮の存在は，心機能にとって思いのほか重要なものである。
- 心機能障害を有する例では，心房のブースターポンプ機能（効率良く拡張終期に心室に血液を送り込む心房の収縮機能）への依存度が高いため，有効な心房収縮が得られるDDDの優位性はさらに高くなる。
- 通常，VVIとDDDは，心房収縮を有効に活用することができるか否かによって使い分けられている。

基礎疾患によるDDDとVVI，およびその他の機種の選択
- 徐脈性の心房細動では心房収縮能が消失しているため，VVIを用いる。
- 房室ブロックでは，通常DDDペースメーカーが使用される。洞機能が正常であれば，心房波をセンシングし，心室をこれに同期させてペーシングすることで，より生理的な心臓の協調運動が可能となる。
- 房室ブロックでは，（洞機能が正常であれば）VDDペースメーカーの使用も可能であるが，心房波のセンシングが不安定であるなどの問題もあり，使用頻度は高くない。ペースメーカーリードが1本で済むこと，DDDより安いというメリットはある。
- 洞不全症候群では，房室伝導に問題がなければ，理論的にはAAIでも対処可能である。
- 高齢者の洞不全症候群では，房室伝導に潜在的障害を有する可能性もあり，DDDが使用されることが多い。
- DDDおよびVVIのどちらでも，通常は右室でペーシングが行われ，心電図は左脚ブロック型となる。これは正常な心機能の症例では問題とならないが，左心機能障害を有するときは不利となる症例がある。
- 右室中隔ペーシングのほうが，右室心尖部ペーシングに比較して，心機能低下をきたしにくいとの意見もある（Molina L. PACE 2013）。

［細川 丈志］

96 恒久型ペースメーカーはどうやって植込むか？

不整脈

☐ ペースメーカー植込み手技は施設ごとに若干の「作法」の違いはあるが，基本は共通している。多くは鎖骨下静脈を穿刺し，経静脈的に心内膜下に電極を留置する。本章では実際の手技に際して留意すべき点を述べる。

ペースメーカー本体はどこに植込むか？
☐ 通常本体は，左または右の前胸部に植込まれる。利き手の逆（通常は左胸部）への植込みが好まれる。透析患者では，シャント血管の反対側への植込みを行う。
☐ 鎖骨下静脈閉塞または高度な三尖弁逆流を有し，経静脈的に三尖弁を通しての心内膜下への植込みが困難な場合には，外科的に心尖部近傍の心外膜に直接電極を装着する。本体も心尖部近くの腹部に植込まれることが多い。
☐ 多くは，脂肪組織直下の大胸筋膜直上に植込まれる。美容的な理由があれば，大胸筋下に植込まれることもある。この場合には，本体交換時の手技が煩雑となる。

鎖骨下静脈の確認
☐ 鎖骨下静脈穿刺が多いが，鎖骨上穿刺や，鎖骨下静脈のカットダウンによる方法もある。
☐ 同側の末梢静脈から造影剤を注入すれば，鎖骨下静脈の位置と血管の閉塞の有無を確認できる。鎖骨下静脈造影は円滑な植込みに有用であり，原則として全例に施行する施設もある。エコーにより鎖骨下静脈を確認することも可能である。

皮膚切開，ポケット作成および鎖骨下静脈の穿刺
☐ 皮膚の切開は，鎖骨下2〜3cmの部位を目標に行う。切開部が極端に上下・左右にずれると，穿刺の妨げとなる。ペースメーカー本体が極端に内側または外側に植込まれると，本体の辺縁が皮膚を圧迫し，トラブルの原因となる。

- □ 術後の血腫形成を予防するために止血を確実に行うのは当然だが，ポケット作成に際して大胸筋の筋膜を破らないようにする．筋膜を破ると止血が容易でない．
- □ ペースメーカー植込みに伴う合併症は，穿刺に関連するものが多い．穿刺がうまくいかないときには，早めに術者を変えるなどの対策が望ましい．

ペースメーカーリードの植込みおよび本体接続，閉創

- □ 右房および右室へ計2本のリードを留置するとき（通常のDDDペースメーカー），2カ所に穿刺を行うが，内側から右房のリード，外側から右室のリードを挿入することが多い．
- □ 通常は先に右室のリードを留置し，後から右房のリードを留置する．心房リードのほうが留置後に移動しやすいため，先に心房リードを留置してしまうと心室リードの操作の際に妨げとなるためである．
- □ 右室リードの留置部位は，心室中隔か右室心尖部が一般的である．心室中隔ペーシングのほうがより正常な伝導に近くなるため，心機能的には有利であるとの意見がある（Molina L. PACE 2013）．
- □ 心尖部ペーシングはリードの固定が確実であり，手技も容易である．右室心尖部にリードを留置した場合，リードが正しく挿入されていれば，側面からの撮像でリードの先端は前方に向く．
- □ 右室のリードの位置が決まったら，リードに十分な「たるみ」をつける．深吸気時に横隔膜が下降すると，それに伴ってリードが引っ張られてしまう．「たるみ」が十分でないとリードの位置移動および心内膜との接触不良の原因となる．
- □ 心室中隔にリードを留置する場合には，リード先端部の固定が困難なため，通常スクリューリードと呼ばれる「ねじ込み式」のリードを用いる．解剖学的な中隔の位置を十分に把握しておく必要がある．
- □ 通常，心房リードは右房内でJの字に屈曲させ，先端は右心耳内に留置する．リードの先端が正しく挿入されていれば，側面から見るとリード先端は前方に向く．正面から見ると，心拍動に合わせて先端部は左右に振れる．
- □ 開心術後の患者では，手術時の脱血管の挿入などによる影響で右心耳が変形している可能性があり，スクリューリードを用いることもある．
- □ リードの固定後にペースメーカー本体と接続し，ポケット内に本体を挿入するが，この時点で出血の有無を確認して十分な止血を行う．止血が不十分な場合にはドレーンが挿入されることもあるが，感染のリスクから推奨できない．直視下の止血と閉創を勧める．

［細川 丈志］

97 誰にICDを植込むのか？

不整脈

二次予防
- 心室細動（VF）や血行動態が破綻する心室頻拍（VT）が確認されていても，電解質異常や薬剤，心筋虚血，WPW症候群などは，誘因や疾患そのものの治療が優先される．これ以外は二次予防としてのICD植込みを検討する．
- Brugada症候群や先天性QT延長症候群（LQTS），カテコラミン誘発性多形性心室頻拍（CPVT）などの遺伝性不整脈でも，心停止やVFが確認されていればICDの適応である．
- ただしCPVTに関しては，ICD作動による交感神経の緊張がさらなる不整脈のトリガーとなり，electrical stormをきたす可能性もある．
- 血行動態の安定している持続性VTでも，器質的心疾患が背景にあればICDを考慮する
- 心室流出路や左室脚枝領域起源の特発性VTは一般に予後良好であり，薬物療法やカテーテルアブレーションが有効である．基本的にはICDの適応とはならない．

器質的心疾患での一次予防
■虚血性心疾患，拡張型心筋症
- 虚血性心疾患，拡張型心筋症（DCM）などは，左心機能が最も重要な突然死のリスクである．ICDの適応となる左室駆出率（EF）は30～40％．
- 本邦のガイドラインでは，至適治療にもかかわらずEF≦35％であれば，NYHA分類，非持続性VTの有無，心臓電気生理検査などからICDの適応が決定される．

■肥大型心筋症
- 肥大型心筋症（HCM）では，国内外いずれのガイドラインでも突然死のmajor risk factor（突然死の家族歴，左室壁肥厚≧30mm，失神歴，持続性VT，運動中の血圧上昇不良）のうち1つを満たせば，ICD植込みの

class ⅡaあるいはⅡbとなる。しかしこのmajor risk factorについては，1つ1つの陽性適中率は低い。

■不整脈原性右室心筋症
☐ 不整脈原性右室心筋症（ARVC）における突然死一次予防については確立されていない。若年例，著明な右室拡大，左心機能低下，失神歴や遺伝子異常などが危険因子となるという報告がある。
☐ 失神歴，非持続性VT，突然死の家族歴，心臓電気生理検査によるVT/VF誘発のいずれかを有するARVC患者に対するICD植込み治療では，失神のみがICD作動の有意な危険因子であったと報告されている（Corrado D. Circulation 2010）。

器質的心疾患を伴わない患者の一次予防
☐ 国内外で治療指針に若干の違いがある。

■Brugada症候群
☐ 2013年のExpert Consensus Statementでは，自覚症状（失神），心臓電気生理検査による致死的不整脈の誘発性を重要視している（Priori SG. Europace 2013）。
☐ 本邦のガイドラインでは上記の2つに加えて，突然死の家族歴を重要視している。
☐ これらの違いは，2009年のKamakuraらの報告（Circ Arrhythm Electrophysiol 2009）で突然死家族歴が重要な危険因子であると明らかにされたのに対して，欧米での他の大規模試験では有意差が認められていないことに基づいている。

■先天性QT延長症候群
☐ LQTSの突然死リスクとしては，失神や心停止の既往例，β遮断薬無効例，著明なQT延長が挙げられる（Goldenberg I. J Am Coll Cardiol 2008）。基本的には，β遮断薬で症状をコントロールできない症例において考慮される。
☐ 日本のガイドラインではTdPや失神歴，突然死家族歴，β遮断薬の有効性を組み合わせて，ICD適応を検討することになっている。突然死の家族歴が心血管イベントの危険因子となるかどうかについては，確立された見解はない。

［上岡　亮］

98 食塩感受性高血圧とは？患者はどのくらいいるのか？

高血圧・血管疾患

- □ 食塩の過剰摂取で高血圧になりやすい人がいる．食塩感受性高血圧と呼ぶ．本態性高血圧に含まれる．
- □ 高血圧患者の半数は食塩感受性遺伝子を有する．

食塩感受性の概念

- □ 血圧と食塩摂取量との関係は，腎におけるNa$^+$排泄量で決まる．健常人では食塩を多めに摂取してもNa$^+$排泄が増加し，血圧は上昇しない．圧利尿曲線は，傾きが大きい曲線となる（図98-1）．
- □ 一方，圧利尿曲線の傾きが小さくなると，食塩摂取量に応じて腎からのNa$^+$排泄を増やすには血圧を上昇させる必要がある（食塩感受性高血圧）．
- □ 食塩感受性高血圧患者が食塩を過剰摂取すると，血圧は上昇するが，Na$^+$排泄亢進は体液量の増加を緩和し，食塩摂取量＝Na$^+$排泄量となる血圧に維持される．

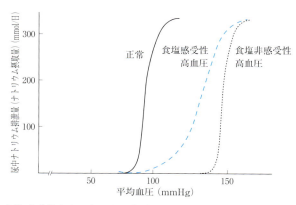

図98-1 食塩感受性高血圧と圧利尿曲線（宇津貴．食塩感受性．日本臨牀 2014；72巻増刊号：p.254より許可を得て転載）

食塩感受性の規定因子

□ 食塩感受性の定量化は難しい．臨床像から食塩感受性高血圧の可能性を類推するにとどまる．
□ 性差（女性＞男性），人種差（黒人＞白人）があり，アンジオテンシノーゲン・アンジオテンシン変換酵素・アルドステロン合成酵素・αアデューシン（α-adducin）など高血圧関連遺伝子が関与するらしい．
□ 食塩感受性は，糸球体濾過量（GFR）低下や尿細管などにおける Na^+ 再吸収増加により亢進する．
 ● GFR低下：加齢，慢性腎臓病（CKD）
 ● Na^+ 再吸収亢進：糖尿病，メタボリックシンドローム

食塩感受性高血圧でどうなるか？

□ 食塩非感受性高血圧に比べ，心臓病や脳血管障害のリスクは2倍．
□ 食塩感受性高血圧では夜間降圧が障害されているnon-dipperが多い．
□ 食塩感受性とインスリン抵抗性は関係があり，高インスリン血症と高血圧は相乗的に動脈硬化を促進する．
□ 食塩過剰摂取状態ではレニン活性は低く，レニン-アンジオテンシン系抑制薬の降圧効果は弱まる．

［村田 光繁］

99 治療抵抗性高血圧に出会ったとき，すぐに行うこと

高血圧・血管疾患

診断と評価
- □ 降圧薬を3種類以上服用しているにもかかわらず血圧が目標値まで到達しないとき，治療抵抗性高血圧と呼ぶ。高血圧患者の約10％。当科外来のデータでも11％。高血圧を管理可能な病気というには，まだ早いかもしれない。
- □ 治療抵抗性高血圧の要因として，白衣高血圧や睡眠時無呼吸症候群，薬剤アドヒアランス不良の割合が多い。二次性高血圧の鑑別も必要である。
- □ 家庭血圧による血圧評価は，診察室血圧よりも心血管イベントを予測できる。
- □ 24時間携行血圧測定の施行が望ましい。血圧の重症度を評価するには，夜間の血圧を知る必要がある。24時間血圧は，全体として降圧されていることが重要である（Kikuya M. Hypertension 2005）。
- □ 肥満は治療抵抗性高血圧を悪化させる。治療抵抗性高血圧の基礎疾患として慢性腎臓病の頻度が高い。腎機能は薬物代謝にも関連する。代謝経路は薬剤選択にも関わるので重要である。

服薬アドヒアランス
- □ 降圧療法におけるアドヒアランスの低下は，治療抵抗性高血圧の一因となるだけでなく，心血管イベントを増加させる。30～50％の患者で，服薬がきちんと行えていない。3剤以上の内服はアドヒアランスを低下させる。合剤によりアドヒアランスは改善する。
- □ 副作用の経験がある患者では服薬アドヒアランスが低下する。副作用の説明のみならず，訴えがあった場合には薬剤の変更を積極的に考慮する。
- □ 患者-医師間の信頼関係はアドヒアランスを改善する。薬剤師との間の信頼関係もアドヒアランスを改善する。
- □ 生活が不規則，面倒くさがり屋など患者側のキャラクターにより，服薬アドヒアランスは低下する。このような患者に対する投薬の際には，薬剤師・看護師を含めたチーム全体として取り組むべきである。

二次性高血圧の鑑別
□ 治療抵抗性高血圧と診断される症例では，ほとんどの場合レニン-アンジオテンシン系を抑制する降圧薬が処方されている．このため，降圧療法開始後に血液生化学により内分泌的に副腎性高血圧を診断することは難しい．腹部CTによる副腎の形態学的評価を行う．
□ 甲状腺性，腎血管性，睡眠時無呼吸症候群を鑑別するため，甲状腺機能と腎動脈エコー，簡易型ポリソムノグラフィは確認すべきである．

薬物療法
□ 治療薬は，すでに使用されている種類以外の系統の薬剤を追加する．日本高血圧学会の高血圧治療ガイドライン2014では，β遮断薬が降圧療法の第1選択薬ではなくなったが，併用は行われる．
□ 利尿薬は少量で劇的な降圧が得られることがあり，考慮すべきである．
□ カルシウム拮抗薬は最大まで増量する．ニフェジピンは，降圧治療量がこれまでの40mg/日から80mg/日に変更になった．選択肢として考慮する．
□ α遮断薬は降圧療法の第1選択薬から外れたが，重症高血圧では積極的に投与すべきである．

治療抵抗性高血圧の非薬物療法
□ 二次性高血圧の原因疾患が見つかれば，その治療を行う．内分泌内科にも適宜治療の依頼をする．
□ 腎動脈狭窄症に対する血管形成術は，近年退潮傾向である．しかし，治療抵抗性高血圧に対しては考慮し得るとされている（Hirsch AT. Circulation 2006）．カテーテルによる腎動脈デナーベーションも，その降圧効果が疑問視されており，世界的に臨床研究は停止している．
□ 高血圧治療において，塩分制限は常に重要である．「味付けと減塩を気にしていますか」だけでは不十分なので，外食の頻度やお惣菜使用の割合，醬油のかけ方，付け方なども問診すべきである．肥満の改善を行う．理想のBMIが22であることを説明し，少なくともBMI≦25になるように一般療法を指導する．
□ 過度のアルコール摂取は血圧を上昇させることから，節酒の指導を行う．

［七里　守］

100 慢性腎臓病症例の高血圧はどう治療するか？

高血圧・血管疾患

- 慢性腎臓病はレニン-アンジオテンシン-アルドステロン（RAA）系を亢進させ，高血圧の原因・増悪因子になる。高血圧は逆に腎不全を進行させる。
- 正常者の糸球体濾過率（eGFR）は年 $0.3\,\mathrm{mL/min/1.73\,m^2}$ 低下する。高血圧はeGFRの低下を早める。

慢性腎臓病の評価
- 腎萎縮は，慢性腎不全の1つの所見である（図100-1）。
- 腎前性のうち，腎動脈狭窄症にはドップラーエコーによる腎動脈血流速評価が簡便である（図100-2）。

蛋白尿の評価
- 尿蛋白の有無については，まず，随時尿による定性試験を行う。定性反応が（±）以上であれば，尿蛋白・尿クレアチニン比で定量的に評価する。$0.15\,\mathrm{g/gCr}$ 以上を蛋白尿陽性とする。
- 糖尿病を合併した慢性腎臓病では，微量アルブミン尿により評価する。$30\,\mathrm{mg/gCr}$ 以上を蛋白尿陽性とする。蛋白尿は，内皮機能障害や細動脈硬化を反映する。より厳格な降圧治療が必要である。

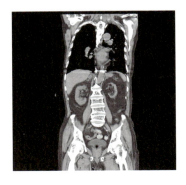

図100-1 腹部CT。腎臓の大きさに左右差を認める。

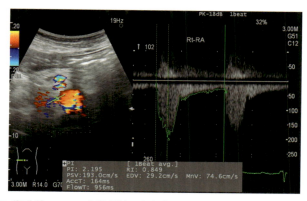

図100-2　腎動脈エコー。右腎動脈の血流速の増加を認める。

減塩療法

☐ ナトリウムの過剰摂取は血圧を上げる。また，ナトリウム自身により糸球体障害が生じる。食塩摂取量は1日3～6gとする。

☐ 減塩によりACE阻害薬の降圧効果や蛋白尿減少効果が増強される。

薬物療法

☐ 蛋白尿陽性慢性腎臓病では，降圧とともに蛋白尿減少が腎保護に重要であり，RA系抑制薬が第1選択となる。降圧目標値は130/80mmHg未満。

☐ 糖尿病合併慢性腎臓病では，糖および脂質代謝への影響と糖尿病性腎症に対する効果から，RA系抑制薬が第1選択となる。降圧目標値は130/80mmHg未満。

☐ ACE阻害薬とARBの併用は，高カリウム血症や腎機能障害が危惧される。

☐ 慢性腎臓病による体液貯留補正のため利尿薬が必要になることがある。一方，過剰な体液減少は腎機能を悪化させる。体液貯留の補正は，ナトリウム制限と亢進したRA系抑制が第1選択である。

☐ eGFRが30mL/min/1.73m^{2}まで低下した慢性腎臓病では，RA系抑制薬により，腎機能のさらなる低下と血清K$^+$上昇をきたすことがある。投与開始後1～2週までに腎機能と血清K$^+$値を再検する。

☐ 慢性腎臓病合併高血圧は，最も難治化する高血圧である。腎障害のリスクも高いが，治療により心腎保護から血管保護まで得られる。

［七里　守］

101 腎不全でなぜ貧血になるのか？

高血圧・血管疾患

貧血と腎不全
- 貧血は，腎不全では頻繁にみられる合併症である。
- 腎臓からエリスロポエチンと呼ばれる赤血球の成熟を刺激する糖蛋白増殖因子が分泌される。エリスロポエチンは骨髄の後期赤芽球系前駆細胞に働いて，赤芽球から赤血球への分化を促す。エリスロポエチンは肝臓からも10％程度分泌されるが，残りは腎臓から分泌される。
- 貧血や低酸素血症などによる血液中の酸素分圧の低下を契機として，低酸素応答因子であるHIF（hypoxia inducible factors）-αおよびβが活性化される。HIF-αおよびβが揃うと，エリスロポエチンの分泌が刺激される。
- 腎臓は循環血液量の20〜25％が灌流する臓器である。腎臓は酸素分圧の低下と血流の低下が乖離しているため，循環血液量の変化が直接的にエリスロポエチン分泌の増加とならない。この機構により，エリスロポエチンの過剰分泌が回避されている。
- 腎尿細管間質細胞を中心にエリスロポエチンは合成される。貧血のない状態では，エリスロポエチンを有する細胞は皮質深部や髄質外側にみられるのみである。貧血の進行とともに皮質表面に出現する。
- エリスロポエチン分泌細胞は腎機能低下とともに減少する。推定糸球体濾過率（eGFR）の低下とともに貧血が増加する。eGFR≧60 mL/min/1.73 m^{2}では，貧血は1％にしかみられないが，eGFRが30 mL/min/1.73 m^{2}まで低下すると9％，eGFR 15 mL/min/1.73 m^{2}では33〜67％の患者に貧血が生じる（Astor BC. Arch Intern Med 2002）。
- エリスロポエチン血中濃度は貧血により指数関数的に増加する。慢性腎臓病患者の貧血では，血中エリスロポエチン濃度は必ずしも低下していない。貧血にもかかわらず，上昇していないことが重要である。
- 腎性貧血の主因は腎障害に伴うエリスロポエチンの産生低下であり，これ以外に貧血の原因疾患が認められないときに，はじめて診断される。
- 貧血をきたす様々な疾患の鑑別を進めるには，MCVの値により貧血を小球性・正球性・大球性に分けて考える。腎性貧血は，基本は正球性，一部

大球性である。
- □ 腎性貧血は赤血球造血障害による貧血であり，網状赤血球が正常下限まで低下していることが参考所見となる。とはいえ，10,000/μL以下は稀である。
- □ 貧血の診断に際しては，貧血をきたす様々な疾患を鑑別する必要がある。鉄欠乏性貧血は鑑別されなければならないが，必ずしも血液疾患の鑑別のため血液専門医に診察を依頼する必要はない。

腎性貧血の治療

- □ 腎性貧血に対しては，エリスロポエチンの補充療法が行われる。
- □ 鉄欠乏状態では，エリスロポエチンの効果は期待できない。エリスロポエチン投与前に鉄剤投与を行う。トランスフェリン鉄飽和度（%）〔＝血清鉄（μg/cL）/総鉄結合能（μg/dL）×100〕とフェリチンにより，体内鉄の状態を確認する。トランスフェリン鉄飽和度≦20%，フェリチン≦100 ng/mLは鉄欠乏状態である。一般健常人の正常値である15 ng/mL以下とは異なる。慢性炎症性疾患によりフェリチンが増加していないことを確認すべきである。慢性炎症状態ではエリスロポエチンの効果が減弱する。貧血の補正とともに，その原因検索を行わなければならない。
- □ 貧血に伴う自覚症状を認めた場合には，治療の対象である。しかし，貧血の自覚症状は全身倦怠感・脱力・認知症など非特異的であり，尿毒症症状とも重なるものが多いので，見逃さない注意が必要である。エリスロポエチンの補充によりこれらは改善することから，尿毒症症状の一部は貧血によると考えられている。
- □ 貧血は心不全の増悪因子であり，貧血を改善することにより心予後を改善できる可能性がある。Hbを12 g/dLに維持することにより，心機能の改善や腎機能低下を遅らせることができる（Kuriyama S. Nephron 1977）。
- □ 前向き介入試験では，Hb 11.3 g/dLを目標とする群よりも13.5 g/dLを目標とする群において，多くの死亡・心筋梗塞・脳卒中・心不全が生じた（Singh AK. N Engl J Med 2006）。
- □ Hb≦11 g/dLでエリスロポエチンを開始する。Hbの治療目標値は13 g/dL以下とし，心血管病の既往を有する症例では12 g/dL以下とする。

［七里　守］

102 ALLHAT試験でわかったこと

高血圧・血管疾患

ALLHAT試験とは？
- 高血圧は心血管疾患の主要な危険因子であり，降圧治療は心血管疾患の発症を予防する．この試験では，降圧薬ごとに心血管疾患の発症抑制効果に差があるか，いわゆる降圧効果以上の差（beyond blood pressure lowering effect）の有無を検討した．
- 対象は年齢55歳以上の高リスクの高血圧患者（6カ月前の心筋梗塞あるいは脳卒中，心電図あるいは心エコーでの左室肥大，2型糖尿病，喫煙，HDL-C＜35mg/dLなどのうち1つ以上を有しているもの）．
- 降圧薬としては，サイアザイド系利尿薬（クロルタリドン：国内販売中止），カルシウム拮抗薬（アムロジピン）あるいはACE阻害薬（リシノプリル）が使用された．
- 当初はα遮断薬（ドキサゾシン）の心血管疾患発症予防効果も検討されたが，ドキサゾシンは平均3.3年間の追跡期間でクロルタリドンよりも脳卒中の発症リスクが高く，慢性心不全のリスクが2倍であった結果を受け，この薬剤を用いた試験は2002年2月で中止された．
- しかし，ドキサゾシンは致死的冠動脈疾患・非致死的心筋梗塞や総死亡には有意差は認めなかった．
- 一次エンドポイントは致死的冠動脈疾患および非致死的心筋梗塞，二次エンドポイントは総死亡・脳卒中・全冠動脈疾患および全心血管疾患の発症とし，平均4.9年間追跡調査した．
- 一次エンドポイントである致死的冠動脈疾患および非致死的心筋梗塞の発症は，3薬剤間で有意差を認めなかった．
- 二次エンドポイントについては，総死亡・全冠動脈疾患・末梢動脈疾患・癌・消化管出血・末期腎不全の発症率には3薬剤間で有意差を認めなかった．
- 全心血管疾患（冠動脈疾患，冠血行再建術，狭心症，うっ血性心不全，末梢動脈疾患）と脳卒中の発症率は，アムロジピン群とクロルタリドン群との間で有意差を認めなかったが，リシノプリル群はクロルタリドン群に比

し，全心血管疾患で10％，脳卒中で15％の有意なリスク上昇を認めた。
□ このことから，利尿薬の心血管疾患予防効果はカルシウム拮抗薬やACE阻害薬と同等もしくはそれ以上であると考えられるため，安価であるサイアザイド系利尿薬を優先して使用すべきだと結論づけている。

本当に高リスク患者に利尿薬で良いのか？
■降圧度の差は？
□ 本試験の最大の問題点は，使用した3薬剤間で追跡期間中の降圧度が一致していないことである。
□ 対象患者の90％は試験登録時にはすでに降圧治療を受けており，3群とも試験開始時の血圧は146/84 mmHgとまったく同じであった。試験開始5年後の収縮期血圧値は，クロルタリドン群133.9 mmHg，アムロジピン群134.7 mmHg，リシノプリル群135.9 mmHgと，いずれも十分な降圧が達成されていた。
□ しかし，リシノプリル群の収縮期血圧が高値であり，クロルタリドン群とリシノプリル群とでは試験開始5年後に2 mmHgの収縮期血圧の差を認め，この2群間で心血管疾患・脳卒中に有意差が認められている。ただし，収縮期血圧の差と心血管疾患・脳卒中との関係は，Staessenらが報告しているメタアナリシスの曲線（Lancet 2001）で説明可能な範囲である。
□ すなわち，全心血管疾患あるいは脳卒中発症がクロルタリドン群よりもリシノプリル群で多かったのは，降圧度でも説明可能と考えられる。

■薬の忍容性は？
□ 利尿薬は，耐糖能異常・新規糖尿病発症・カリウム代謝に悪影響をきたすことが危惧される。
□ 上記の試験でも，試験開始2年後および4年後には，低カリウム血症（血清カリウム値＜3.5 mEq/L）や新規発症糖尿病（空腹時血糖値≧126 mg/dL）はクロルタリドン群で多かった。しかし，これらの要因は心血管疾患発症に悪影響を及ぼさなかったと解釈されている。
□ 高血圧の治療は長期にわたるものであり，観察期間中に影響を認めなかったとはいえ，糖尿病や低カリウム血症は心血管疾患に影響を及ぼすものであり，長期的に負担とならないかという危惧は残る。
□ いずれにしろ，ALLHATはサイアザイドの再評価につながった試験である。

［那須野尚久］

103 血圧と心房細動の関係?

高血圧・血管疾患

高血圧と心房細動
- 高血圧は心房細動（AF）を引き起こす原因であるとともに，AF患者における脳塞栓の危険因子の1つでもある。
- 高血圧は下記の①～③を介してAFを引き起こす。
  ①心臓の後負荷増大→左房負荷
  ②圧受容体へのシグナル伝達など→自律神経活動の異常
  ③心房筋のリモデリング→イオンチャネルの変化

心房細動予防としての降圧
- AF発症の危険因子として，加齢・糖尿病・高血圧・心疾患（虚血性および弁膜症）・心不全・多量の飲酒・肥満・慢性腎臓病・喫煙などが挙げられている。本邦のAF患者の約60％が高血圧を合併している。
- 高血圧治療を早期から開始して血圧管理を適切に行うことにより，AFの回避が期待できる。

アップストリーム治療
- 高血圧・心不全・炎症などによる心房筋のリモデリングを予防する治療は，アップストリーム治療と呼ばれる。
- アップストリーム治療は，AFの新規発生を予防し，再発や慢性化の予防（二次予防）も期待されていた。特に，ACE阻害薬とARBは，アンジオテンシンⅡによる心房の線維化や肥大，ギャップ結合の脱結合，カルシウムハンドリングの障害，イオンチャネルの変化，酸化ストレス，炎症促進などの催不整脈作用の抑制が示唆されてきた。
- しかし，GISSI-AFでは，心血管疾患・糖尿病・左房拡大を基礎疾患とするAF患者において，ARBはAFの再発を予防できなかった（N Engl J Med 2009）。
- 本邦でもJ-RHYTHM Ⅱにおいて，1カ月当たりのAF発症の日数がARB（カンデサルタン）群とカルシウム拮抗薬（アムロジピン）群で比較された

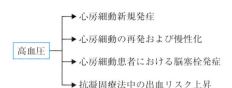

図103-1　高血圧のAFに対する影響

(Yamashita T. Europace 2011)。結果は，降圧がAFの再発を抑制したが，ARBとカルシウム拮抗薬に差はなかった。
□ ACE阻害薬やARBは，AFの新規発症抑制効果は期待できるかもしれない。しかし，すでに心房筋のリモデリングを認めている AFへの治療効果は乏しいと思われる。

脳塞栓症と高血圧
□ 高血圧は塞栓症のリスクも高める。AF患者における脳塞栓症リスク評価には，CHADS2スコアやCHA2DS2-VAScスコアが用いられる。いずれのスコアでも高血圧は危険因子に含まれている。
□ さらに，高血圧は抗凝固療法時の出血イベントを増加させる。出血リスクの評価法にHAS-BLEDスコアがある。このスコアにも高血圧は含まれている。

*　　　　*　　　　*

□ 高血圧は，AFの新規発症・再発・慢性化，脳塞栓症，抗凝固療法中の出血リスクの上昇を引き起こす（図103-1）。AF患者では降圧療法の重要性は高い。

［篠原　徹二］

104 急性肺塞栓症で行うこと

高血圧・血管疾患

- □ 急性肺塞栓症は，胸痛や呼吸困難をきたす致死的血管疾患である．下肢や骨盤内などの静脈血栓が遊離して，その血栓が肺動脈を閉塞させ，呼吸・循環障害をきたす．本邦の肺塞栓症研究会の報告では，院内・院外発症がほぼ半数ずつ．手術（36％），肥満（34％），長期臥床（23％），悪性疾患（23％）など静脈血栓症の危険因子を有する患者が多く，ショック症例の30％は死亡する（Nakamura M. Clin Cardiol 2001）．

急性肺塞栓症の診断

- □ 呼吸困難や胸痛が多く，頻脈・頻呼吸・失神・ショックなどを呈する．いずれも特異的ではない．

スクリーニング検査

- □ 胸部X線写真に，肺門部肺動脈拡張，肺野の透過性亢進を認める．呼吸状態が悪い割に胸部X線所見の乏しいことが肺塞栓症の特徴である．
- □ 心電図では，洞性頻脈，右側胸部誘導の陰性T波，$S_I Q_{III} T_{III}$，ST低下，右脚ブロック，時計方向回転，肺性Pを認める．
- □ Dダイマーの上昇を認める．Dダイマーは感度が高く，除外診断に有用である．
- □ BNPやNT-proBNPは左心不全のバイオマーカーであるが，右室機能不全をきたした肺塞栓症でも高値を示す．その場合は臨床経過が悪い．
- □ トロポニンや心臓型脂肪酸結合蛋白（H-FABP）などの心筋傷害マーカーも急性肺塞栓症の急性期リスク評価に有用であり，死亡リスクを反映する．
- □ 肺動脈の閉塞により換気・血流比不均等分布，心拍出量低下による混合静脈血酸素分圧の低下などのため，動脈血酸素分圧（PaO_2）低下，過換気状態による炭酸ガス分圧（$PaCO_2$）低下や呼吸性アルカローシスを認める．
- □ 心エコーでは，右室拡大・右室壁運動異常・三尖弁逆流から推定される肺動脈圧上昇，右室圧上昇に伴う心室中隔の左室側への偏位や心室中隔の奇異性運動などの右心負荷所見がみられる．

画像検査
☐ 造影CTが多く用いられる．主肺動脈のみならず，葉動脈や区域枝動脈でも肺塞栓症を診断できる．静脈相の撮影を行えば下肢・骨盤領域の深部静脈血栓症の評価をできる．さらに右室内腔径＞左室内腔径なら，右室機能障害と判断できる．
☐ 肺換気・血流シンチグラフィでは，換気シンチグラフィで異常がない領域に，血流シンチグラフィで肺動脈の灌流領域に一致した楔形の欠損像を示す換気-血流ミスマッチ所見がみられれば，肺塞栓症と診断できる．緊急で施行する意義は少ない．

肺塞栓症の重症度判定と治療
☐ 肺塞栓症の重症度は，以下の3つに分類される．
  - ショックや遷延する低血圧がある症例：広範型（massive）
  - 血行動態が安定していて右室機能不全（心エコー・CT所見，BNP上昇）や心筋傷害（トロポニン上昇）がある症例：亜広範型（sub-massive）
  - 血行動態が安定していて右室機能不全や心筋傷害がない症例：非広範型（non-massive）

☐ 初期治療は，広範型では抗凝固療法＋血栓溶解療法で，血行動態によってはPCPSを使用し，経カテーテルあるいは外科的な血栓除去などを行う．亜広範型では抗凝固療法（＋血栓溶解療法），非広範型では抗凝固療法を行う．
☐ 抗凝固療法は，初期治療では未分画ヘパリン5,000単位あるいは80単位/kgを静注後に，APTTがコントロール値の1.5～2.5倍となるように用量を調整する．
☐ Xa阻害薬であるフォンダパリヌクス（アリクストラ®）は，1日1回の皮下注射で効果のモニタリングは不要だが，効果は未分画ヘパリンと同等である．初期よりワルファリンの内服も開始し，効果が安定した時点で未分画ヘパリンなどを終了する．
☐ 下大静脈フィルターは，急性期の肺塞栓症再発は減らすが，慢性期の深部静脈血栓症の再発率は上昇させる．可能な限り回収可能型のフィルターが望ましい．
☐ 慢性期の抗凝固療法は，ワルファリン内服を継続する．投与期間は，血栓症の危険因子により異なる．可逆的な危険因子で生じた初発患者では3カ月間投与する．継続期間に確立されたルールはない．
☐ Xa阻害薬のエドキサバンも使用できるようになった．

[倉林　学]

105 Dダイマーの使い方

高血圧・血管疾患

- □ Dダイマーは，血液凝固反応の最終産物である架橋された安定化フィブリンにプラスミンが作用して線溶が起こる際に生成される分解産物。凝固線溶系のバイオマーカーである。
- □ Dダイマーの上昇は，血管内において血液凝固が起こっていることを意味する。Dダイマーが上昇する疾患は，動脈血栓（脳梗塞，急性冠症候群，心房細動，大動脈瘤，急性大動脈解離，末梢動脈疾患など），静脈血栓（深部静脈血栓症，肺塞栓症など），播種性血管内凝固（DIC），感染症，炎症，悪性疾患，外傷，手術後，てんかん，心不全，腎不全，消化器疾患，妊娠など多岐にわたる。また，Dダイマーの値は年齢に比例して上昇する。
- □ Dダイマーの測定法には，ELISA法（酵素免疫測定法），ラテックス免疫比濁法，ラテックス凝集法などがある。ELISA法の感度が最も高く，多くの深部静脈血栓症・肺塞栓症や急性大動脈解離の臨床研究に用いられている。
- □ しかし，本邦ではELISA法を用いている医療機関は7.3％と多くない（Sakuma M. Intern Med 2006）。測定法や試薬の種類により検出下限値や基準値が異なり，標準化されていない。

肺塞栓症の診断

- □ 症状や危険因子などから，疾患がある可能性（clinical probability）を評価する。肺塞栓症のWellsスコアでは症状や危険因子を，肺塞栓あるいは深部静脈血栓症の既往（1.5点），心拍数＞100/min（1.5点），最近の手術あるいは長期臥床（1.5点），深部静脈血栓症の臨床症状（下腿の腫脹や圧痛）（3点），肺塞栓症以外の可能性が低い（3点），血痰（1点），癌（1点）とスコア化している。肺塞栓症である臨床的可能性は，Wellsスコア＞6.0点で高く，2.0〜6.0点では中等度，＜2.0点では低い。
- □ 可能性が低いとき，Dダイマーが正常値であれば肺塞栓症は除外できる。
- □ 一方，臨床的に肺塞栓症を強く疑っている患者では，Dダイマーが正常で

あっても除外診断はできない。造影CT・肺血流シンチグラフィなどの画像検査も必要である。
□ 肺塞栓症らしく見えなくても，Ｄダイマーの測定値が高いことがある。肺塞栓症の臨床的可能性が低〜中等度の患者でＤダイマーの上昇があれば，画像検査が勧められている。
□ 肺塞栓症の疑いが強い患者ではCTで肺塞栓症と診断される割合は高いが，肺塞栓症の疑いの低い患者ではＤダイマーが陽性でも陰性でも肺塞栓症の有病率に有意差はない（2.0％ vs 0.6％，p=0.23。Corwin M. Am J Roentgenol 2009）。

深部静脈血栓症の診断
□ 外科手術後・長期臥床・悪性疾患・下肢の麻痺などがあり，下肢の腫脹や圧痛，皮膚の色調変化をきたす。高リスク患者では，Ｄダイマー正常のみで否定することもできない（Brotman DJ. Am J Med 2003）。結局，静脈エコーなどの画像診断が必要となる。
□ 深部静脈血栓症の疑いが低いときは，Ｄダイマー陰性であれば除外できる。

急性大動脈解離の診断
□ 急性大動脈解離が疑われるとき，500 ng/mLをカットオフ値とすると，Ｄダイマーの診断感度は96.6％，特異度46.6％，陰性適中率97.6％になる（Suzuki T. Circulation 2009）。急性大動脈解離の除外診断に有用性が高い。

［倉林　学］

106 深部静脈血栓症を疑ったら

高血圧・血管疾患

- □ 深部静脈血栓症（DVT）は肺塞栓症（PE）の原因となる．ここでは，DVTがすでに静脈エコーなどで認められている症例に対する対応を述べる．
- □ 静脈エコーで浮遊血栓が同定されれば，血栓の部位にかかわらず直ちに抗凝固療法を開始する（図106-1）．
- □ 大腿部のDVTのほうが，下腿DVTよりも塞栓源になるリスクが高い．大腿静脈に血栓があれば，腹部骨盤部の造影CTを行う．この領域の静脈血栓の有無のみならず，静脈閉塞をきたすような占拠性病変や解剖学的異常の有無を評価する．

活動性の評価のために

- □ 下肢の浮腫や腫脹，うっ血などがあれば急性DVTと考え，抗凝固療法を開始すべきである．
- □ Dダイマーが陽性であれば，急性DVTの可能性が高い．Dダイマー陰性なら急性DVTは否定的．

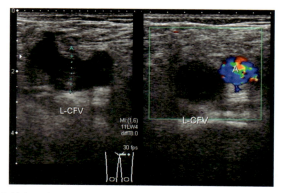

図106-1 急性左下肢深部静脈血栓症の静脈エコー．左大腿静脈内に浮遊血栓を認める．

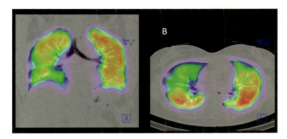

図106-2 急性肺塞栓症に対する肺血流シンチグラフィを用いたSPECT-CT。A：前額断面像，B：水平断面像。肺血流シンチグラフィとCTの組み合わせにより，右中肺葉に区域性の肺血流低下が描出されている。

肺塞栓症合併の有無を評価する

☐ 肺塞栓症を疑えば胸部造影CTを行う。心電図と心エコーの肺塞栓症診断に対する感度は低い。心電図ではⅠ誘導のS波，Ⅲ誘導のQ波，V_1〜V_3での陰性T波の有無を確認する。

☐ 心エコーでは，右室拡大の有無，三尖弁閉鎖不全症による推定肺動脈収縮期圧を評価する。心エコーの右室負荷所見の有無により，肺塞栓症はnon-massive型とsub-massive型以上に分けられることから，感度は低いものの，治療方針の決定を含め，重要な検査である。

☐ 肺塞栓症を疑うときは，造影CTを行い，胸部だけでなく前述の腹部骨盤部から下肢まで一気に撮影する。どこまで撮影できるかは，各施設のCTの機械的能力に依存する。

その他の検査

☐ 急性肺塞栓症の診断に肺血流シンチグラフィを行う機会は少ない。腎機能低下のため造影剤が使えないときに選択される。SPECT-CT（肺血流シンチグラフィと単純CTの併用）により，感度97％，特異度100％と肺塞栓症の診断精度が向上する（図106-2）。CT肺動脈造影単独では感度68％，特異度100％（Gutte H. J Nucl Med 2009）。

☐ 末梢型の肺塞栓症は，造影CTでは診断が困難である。肺換気・血流シンチグラフィの診断精度が高い。この点において肺血流心筋シンチグラフィは，肺塞栓症慢性期に確認すべき検査である。

[七里　守]

107 Blue toe syndromeとは何か?

高血圧・血管疾患

blue toe syndromeとは?
- □ blue toe syndromeとは,明らかな外傷,重度の寒冷障害,あるいは全身性チアノーゼ疾患なしに,足趾が青色から青紫色に変色する疾患である。①動脈血流の低下,②静脈環流障害,③循環血液の異常で生じる。
- □ 動脈血流低下の原因には以下のようなものがある。
  - ● 塞栓症:動脈硬化性塞栓,粘液腫などの心臓腫瘍,感染性心内膜炎など
  - ● 血栓症:抗リン脂質抗体症候群,悪性疾患,DIC,血栓性血小板減少性紫斑病など
  - ● 血管収縮性疾患:Raynaud現象などに伴う先端チアノーゼ,凍瘡,薬剤,感染・炎症性疾患(梅毒,Behçet病,血管炎など)など
- □ 静脈還流障害として,広範な静脈血栓症などがある。
- □ 循環血液の異常としては,血液過粘稠を伴うガンマグロブリン血症,多血症,血小板増加症,クリオグロブリン血症などがある。
- □ 循環器診療では動脈硬化性塞栓,すなわちコレステロール塞栓症が多い。

コレステロール塞栓症とは?
- □ コレステロール塞栓症(cholesterol embolization syndrome)は,大動脈などの血管径の大きな動脈の粥状硬化巣からコレステロール結晶(cholesterol crystal)を多く含む多数の微小塞栓子が飛散することにより発生する。皮膚・腎臓・消化管などの末梢小動脈の塞栓症が,血流障害や炎症による臓器障害を引き起こす。
- □ コレステロール塞栓症は,心血管カテーテルによる検査・治療,心臓や大動脈の手術などに伴い発症することが多い。血栓溶解薬や抗凝固薬の投与に伴ってコレステロール塞栓症を発症するという報告もあるが,因果関係は定まってはいない。自然発症もある。
- □ 心カテーテルなどの処置から数日後の発症が多い。左心カテーテルを行った1,786例の検討では,コレステロール塞栓症の頻度は1.4%,発症例の死

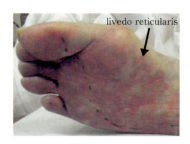

図107-1　網状皮斑

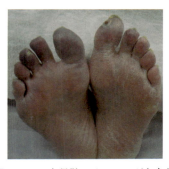

図107-2　右足趾のチアノーゼと左足趾の潰瘍

亡率は16％にのぼっていた。死亡例はいずれも進行性の腎機能障害を合併していた（Fukumoto Y. Am J Coll Cardiol 2003）。
□ 皮膚症状は足趾先端に生じることがほとんどである。livedo reticularis（網状皮斑：図107-1）と呼ばれる赤紫色の網目状の皮斑であり，皮膚静脈叢にある酸素が不飽和していない血液を反映している。微小循環の虚血が重度であると潰瘍・壊疽に至る（図107-2）。
□ 小動脈の塞栓症であるコレステロール塞栓症のみでは，足背動脈や後脛骨動脈は触知でき，ABI（足関節／上腕血圧比）は正常に保たれている。
□ コレステロール塞栓症患者354例の検討（Scolari F. Circulation 2007）では，腎機能障害は約半数に生じていた。血管の処置後に発症するコレステロール塞栓症による腎不全の出現は，急性（1週間以内）が26.2％，亜急性（2〜6週間）が67.1％であり，合計93.3％，自然発症では31.3％だった。
□ 造影剤腎症（contrast-induced nephropathy）とコレステロール塞栓症による腎機能障害とは，鑑別が難しいことがある。造影剤腎症は発症が早いこと，コレステロール塞栓症では血液検査での好酸球増加や皮膚症状があることなどに差がある。
□ コレステロール塞栓症は腸管虚血もまねく。粘膜の潰瘍・びらん・炎症などにより，消化管出血・腹痛・下痢などの症状が起こる。無菌性胆嚢炎や急性膵炎を併発する。
□ コレステロール塞栓症は臨床所見からほぼ診断できるが，確定診断には罹患臓器の病理診断が必要である。生検部位の創の治癒に支障となる恐れもあり，通常は臨床所見のみで診断する。

［倉林　学］

108 閉塞性動脈硬化症はどう診断するか？

高血圧・血管疾患

閉塞性動脈硬化症とは
- 高血圧・糖尿病・脂質異常症などにより全身血管に発生するアテローム性動脈硬化症を原因とし，末梢の主幹血管に狭窄や閉塞をきたして生じる末梢臓器の血流障害と定義される。
- この血流障害のため，その灌流域では代謝障害が惹起され，間欠性跛行や安静時疼痛などの症状が出現する。適切に処置しなければ，下肢の喪失につながってしまうことがある。

どのような患者にこの疾患を考慮するのか？
- 閉塞性動脈硬化症による症状は，下肢であれば下肢組織（筋肉）に対する相対的あるいは絶対的な血流不足により出現する。前者の場合は運動時の跛行や下肢疼痛であり，後者の場合は安静時疼痛や潰瘍・壊死といった症状を呈する。症状がなくとも，血管雑音の聴取や動脈拍動の減弱はこの疾患を示唆する。
- 危険因子と加齢に伴い，有病率は増加する。具体的には，50～69歳の糖尿病罹患者および喫煙者。70歳以上でも検査を考慮すべきである。

閉塞性動脈硬化症の診断はどのようにするのか？
- 足関節上腕血圧比（ABI）は閉塞性動脈硬化症の非侵襲的検査法である。
- ABIは足関節収縮期血圧を上腕収縮期血圧で除した値。正常値は1.0～1.3。0.9以下で虚血が示唆される。動脈の高度の石灰化はABIの偽正常化や異常高値をまねく。この場合は，足関節より中枢側の動脈に比べて石灰化が少ない足趾動脈で血圧を測定することで，正確な評価が可能となる。
- 足趾動脈は足関節血圧より約30 mmHg低い値にあり，足趾収縮期血圧を上腕収縮期血圧で除した足趾上腕血圧比（TBI）の正常値はABIより低く，0.6以上となる。ABIで0.9～1.4の値を示していても，間欠性跛行を有する患者ではトレッドミルで3.2 km/h，勾配10～12％で5分間負荷し，ABIが15～20％低下すれば虚血があると考えられる。

- [ ] トレッドミル負荷の検査では，Rutherford分類で規定されており，重症度も判断できる．前記の条件で5分間の運動負荷が可能であり，足関節収縮期圧＞50 mmHg，安静時と比して20 mmHg以上下降するものを軽度跛行．5分間の運動負荷が可能で，≦50 mmHgに低下するものを中等度跛行．5分間の運動負荷ができないものを高度跛行とする．
- [ ] 高度の動脈硬化による潰瘍の治療にあたって，より局所の灌流の評価が必要なことがある．有用な検査は皮膚灌流圧（SPP）である．SPP≧40 mmHgで正常と考えられている．SPP＜30 mmHgでは潰瘍治癒は困難であり，切断に至る可能性が高い．
- [ ] SPPはその測定方法の特性上，局所の皮膚組織血流の測定に優れており，四肢末端の虚血重症度の評価，血行再建前後での治療評価や潰瘍の予後予測に使用できる．

なぜこの疾患を調べるのか？

- [ ] この疾患は，全身的な動脈硬化性疾患の一部分症である．虚血性心疾患や脳血管障害など，なんらかの動脈硬化性疾患を伴っていることが多い．
- [ ] REACH Registryは，本邦を含めた44ヵ国，約68,000名による登録研究である．末梢動脈疾患（PAD）・虚血性心疾患・脳血管障害・アテローム血栓症のうち1つ以上を有する者，およびアテローム血栓症の危険因子を3つ以上有する者を対象とし，その転帰を観察している．
- [ ] この登録研究において，PAD患者の約53％は虚血性心疾患，約24％は脳血管障害を伴っており，PADのみを有する者はわずか36.9％であった．PAD患者の約63％が他の動脈硬化性疾患を伴っていたのである．
- [ ] また，1年経過した時点での死亡率をみると，PAD・脳血管障害・虚血性心疾患のうち1つでは1.4％，2つでは2.4％，3つすべてを保有しているときは3.8％であった．併存疾患が多いほど死亡率が増加している．PADを早期に発見し，併存疾患の管理を行うことの重要性が示唆される．
- [ ] PAD患者では，非致死性心筋梗塞の罹患率は年間2～3％であり，狭心症のリスクは年齢適合対照群よりもおよそ2～3倍高い．さらに，間欠性跛行を有する患者の生存率は5年で86％，10年で57％，15年で32％と極めて悪い．PAD患者の40～60％が虚血性心疾患で死亡し，脳血管疾患が死亡の10～20％を占める．そのほか，10％が大動脈瘤破裂で死亡し，心血管系以外の原因で死亡する者はわずか20～30％と，心血管系合併症の管理が重要である．

[那須野尚久]

109 閉塞性動脈硬化症にはどの薬を使うのか？

高血圧・血管疾患

閉塞性動脈硬化症の薬物療法の目標は？
- 閉塞性動脈硬化症の薬物療法の目的は，
  - ● 動脈硬化性疾患の危険因子改善
  - ● 下肢虚血の改善

  の2つ。
- 治療の目標は，虚血性心疾患や脳血管疾患などのイベント予防および下肢虚血症状（間欠性跛行など）の軽減である。
- 臨床症状によって閉塞性動脈硬化症の病期は無症状，間欠性跛行，安静時疼痛，潰瘍・壊疽の4段階に分類される（Fontaine分類）。
- 側副血行路の形成や末梢血管抵抗の低下などの代償機能が働くと無症状（FontaineⅠ度）で経過するが，それが破綻すると下肢症状が出現する。
- 間欠性跛行（FontaineⅡ度）は骨格筋の相対的虚血であり，安静時疼痛（FontaineⅢ度）や潰瘍・壊疽（FontaineⅣ度）のような重症虚血肢は，皮膚微小循環が不可逆的に障害される。病期に応じた薬物選択が必要である。

無症状でも考慮すべき薬剤は？
- 無症状を含めてすべての病期で，心血管イベントを回避することが目標となる。TASCⅡやACC/AHA改訂版のような欧米のガイドラインでは，閉塞性動脈硬化症の患者への低用量アスピリンやクロピドグレルなどの抗血小板薬の投与が推奨されている。
- 特にクロピドグレルは，CAPRIE試験（Lancet 1996）で症候性末梢動脈疾患の患者群において，心筋梗塞・脳卒中および血管死のリスクを低下させた。この特定の集団での総合的効果はアスピリンより大きく，相対リスクは24％減少した。
- しかし，閉塞性動脈硬化症の患者の多くが抗血小板薬を投与されておらず，治療介入は遅れがちである。
- イコサペント酸エチル（EPA）は，イワシなどの青魚の魚油中に含まれる

多価不飽和脂肪酸の一種で，血小板膜リン脂質中のアラキドン酸と置換して，トロンボキサンA_2産生を抑制し抗血小板作用を発揮する。抗血小板作用のほかに，脂質改善作用や動脈硬化抑制作用も有する。
- EPA1は，JELISにおいてHMG-CoA還元酵素阻害薬（スタチン）との併用にて冠動脈イベントを抑制することが示された（Yokoyama M. Lancet 2007）。抗血小板作用は弱く，他の抗血小板薬と併用しやすい。
- 高血圧は末梢動脈疾患のリスクを2～3倍上昇させる。140/90 mmHg未満を目標とし，糖尿病や腎不全を合併した患者の場合は130/80 mmHg未満を目標とする。
- TASC IIでは，すべての末梢動脈疾患の患者にスタチンを用いてLDL コレステロール＜100 mg/dLに低下させるべきとしており，冠動脈疾患を有する末梢動脈疾患の患者ではLDL コレステロール＜70 mg/dLに下げることを推奨している。
- 糖尿病は末梢動脈疾患のリスクを3～4倍上昇させ，跛行のリスクを2倍上昇させる。

間欠性跛行（Fontaine II度）への薬物治療は？

- シロスタゾールは，血管拡張作用・内皮機能改善作用・抗血小板作用を有するPDE III阻害薬。1,751人の患者に関する6つの無作為比較試験のメタ解析において，プラセボと比較してシロスタゾール100～200 mg/日の投与は最大跛行距離を50～70 m 延長し，QOLも有意に改善した（Regensteinere J. J Am Geriatr Soc 2002）。副作用として頭痛・動悸・下痢があるが，心血管系の死亡率はプラセボ群と同様であった。TASC IIでは，シロスタゾールの跛行距離改善効果は最高のエビデンスを有する。抗血小板作用は弱く，他の抗血小板薬と併用しやすい。
- サルポグレラートは血小板膜上に存在するセロトニン5-HT_2受容体拮抗薬で，セロトニンによる血小板凝集作用・血管収縮作用を抑制する。赤血球変形能改善作用を有し，また，虚血肢における側副血行路の発達による末梢循環改善作用が期待されている。日本人の間欠性跛行に対する臨床試験では，日常生活における歩行障害を改善した（Matsuo H. Ann Vasc Dis 2008）。しかし，大規模試験は行われていない。

［那須野尚久］

110 急性大動脈解離を疑うとき

高血圧・血管疾患

□ 急性大動脈解離は突然，激しい張り裂けるような胸背部痛を生じる。大動脈から分岐するすべての動脈の血流障害が起こり得るため，脳神経・心臓・消化器・腎臓・四肢などあらゆる臓器の症状が出現する。

急性大動脈解離が疑われる患者

□ 胸背部痛患者において，
①胸部・腹部の症状
②胸部X線での縦隔拡大か大動脈拡大
③上肢血圧の左右差や動脈の拍動の差異（四肢や頸部動脈）
の診断的意義を調べた研究がある（von Kodolitsh Y. Arch Intern Med 2000）。①〜③すべてがなければ7％，①のみで31％，②のみなら39％が急性大動脈解離であった。一方，③のみ，あるいは①〜③のうち2つ以上あるときは83％以上となり，高リスクだった。

□ 2010年のAHA/ACC胸部大動脈疾患のガイドラインでは，急性大動脈解離の高リスクの臨床的特徴を，
①患者背景（Marfan症候群，大動脈解離の家族歴，既知の大動脈弁膜症，最近の大動脈処置，既知の胸部大動脈瘤）
②疼痛の性質（突然発症，激しい疼痛，引き裂かれるような疼痛）
③身体所見（脈拍欠損あるいは血圧左右差，局所的な神経学的障害，大動脈弁閉鎖不全症の逆流雑音，低血圧やショック状態）
の3つのカテゴリーに分け，陽性のカテゴリーが1つなら中等度リスク，2つ以上なら高リスクとしている。

□ このスコアは，急性大動脈解離と診断された患者の後ろ向き研究では，患者の95.7％が中〜高リスクとなり，感度が高い評価方法と報告されている（Roger MA. Circulation 2011）。しかし，急性心筋梗塞でも突然の胸痛があり，ショックであれば2点で高リスクとなる。すべての胸痛・背部痛患者でこのスコアを用いると，急性大動脈解離以外の疾患も該当し得るため，特異度は低くなる。

急性大動脈解離を疑うとき，どう動く？

☐ 経胸壁心エコーは，CTの撮影を待っている間の短い時間でも施行できる。1つは上行大動脈を観察することで，大動脈内にintimal flapの有無と上行大動脈の拡大の有無を見る。intimal flapを認めればStanford A型の急性大動脈解離を診断できる。もう1つは，急性大動脈解離で合併し得る大動脈弁閉鎖不全・心囊液貯留や心タンポナーデの有無を見ることである。経胸壁心エコーは，時間をかけずに観察できる範囲の所見をとれば十分である。

☐ 急性大動脈解離の診断において，造影CTは感度・特異度とも100％に近い。血栓閉塞型の大動脈解離を見落としたり，心電図非同期のCT撮影では上行大動脈の解離がわかりにくいこともある。

☐ 最初に必ず非造影CTの撮影を行う。これは偽腔閉塞型の急性解離の偽腔内血腫が高濃度域に映るからである。次に，造影早期相の撮影を行い，偽腔開存型ではintimal flapで隔てられる真腔と偽腔の二腔構造，偽腔閉塞型でに非造影CTで高濃度域に映った偽腔が造影されないことにより診断する。

☐ 偽腔閉塞型ではさらに造影後期相の撮影も行う。早期相では偽腔が閉塞しているように見えていても，後期相で遅い血流があり，完全には閉塞していない偽腔が造影される症例がある。

☐ CTでは，解離範囲（Stanford A型かB型か），偽腔内の血流の状態（開存型か閉塞型か），解離のentryやre-entry，大動脈からの主要分枝の血流障害，心囊液，大動脈周囲血腫，胸水などの有無が評価できる。

☐ 経食道心エコーは，上行大動脈・大動脈弓部・胸部下行大動脈の観察が可能で，大動脈弁閉鎖不全や心囊水の有無も評価できる。

☐ MRIは，造影CTとほぼ同様の診断感度・特異度がある有用な検査である。撮影時間が長く，急性大動脈解離にはあまり向いていない。

☐ それほど強く急性大動脈解離を疑っていない患者では，Dダイマーが陰性であれば否定的と判断できる。

［倉林　学］

111 ジヒドロピリジン系カルシウム拮抗薬は血管を開くのに,なぜ心筋には作用が乏しいのか?

薬物

カルシウム拮抗薬の種類と作用

□ カルシウム拮抗薬の概念は,1969年にドイツのFleckensteinによって提唱された。彼はベラパミル・プレニラミンが心筋細胞内へのCa^{2+}流入を遮断することで心抑制効果を発揮することを明らかにした。その後,1970年代になってニフェジピンやジルチアゼムが開発された。

□ 当初は心臓への作用の研究が中心で,その冠血管拡張作用および心筋収縮抑制作用により狭心症治療薬として開発されたが,血管平滑筋への作用が注目されて降圧薬としての開発が主体となった。

□ 現在臨床的に使用されているカルシウム拮抗薬は,化学構造の違いからジヒドロピリジン(DHP)系,フェニルアルキルアミン(PAA)系,ベンゾチアゼピン(BTZ)系の3種類に分類される。

□ カルシウム拮抗薬の作用は,血管拡張作用と心抑制作用(心筋収縮抑制,洞結節・房室結節抑制)である。3種類のカルシウム拮抗薬はその効果に差があり,臓器選択性がみられる(表111-1)。DHP系は血管平滑筋に対して選択性が高く,心抑制は弱い。PAA系は血管作用より心臓作用が強い。BTZ系はDHP系とPAA系の中間にある。

カルシウム拮抗薬は電位依存性L型Ca^{2+}チャネルに作用する

□ 血管平滑筋と心筋の収縮には,細胞内へのCa^{2+}の流入を引き金とした細胞内Ca^{2+}の増加が必要であり,その流入はCa^{2+}チャネルを介する。カルシウム拮抗薬はこのCa^{2+}チャネルに結合して,細胞内へのCa^{2+}流入を遮

表111-1 心・血管系への第1世代カルシウム拮抗薬の作用の比較

	血管拡張作用	心筋収縮抑制作用	刺激伝導系抑制作用
ニフェジピン(DHP系)	+++	+	0
ジルチアゼム(BTZ系)	++	++	++
ベラパミル(PAA系)	+	+++	+++

- 断する.
- □ カルシウム拮抗薬が作用する細胞膜のCa^{2+}チャネルは,細胞膜内外の電位差によってチャネルが開口する電位依存性Ca^{2+}チャネルであり,L (long-lasting)型,T (transient)型,N (neutral)型など数種類がある.
- □ 血管平滑筋細胞や心筋細胞にはL型が多く存在し,現在使用されているカルシウム拮抗薬は,すべてこの電位依存性L型Ca^{2+}チャネルに作用する.
- □ 細胞膜の電位依存性L型Ca^{2+}チャネルは,静止(閉),活性化(開),不活性化の3つの状態を取り,その状態は膜電位と時間に依存して変化する.$-60\,mV$より深い膜電位では静止状態にあり,$-40\,mV$くらいから活性化され始め,不活性化電位も$-60\,mV$より浅い.

ジヒドロピリジン系カルシウム拮抗薬の血管選択性のメカニズム

- □ DHP系カルシウム拮抗薬は,心筋細胞に影響を与えない低濃度で血管平滑筋を顕著に弛緩させる.その血管選択性には2つの理由が考えられている.
  - ①DHP系カルシウム拮抗薬は,静止状態より不活性状態のCa^{2+}チャネルに極めて親和性が高い.膜電位が浅いと,不活性状態のチャネルの割合がより多くなる.血管平滑筋細胞の静止膜電位は$-45\sim-50\,mV$ほどで,心筋細胞の静止膜電位は$-80\sim-90\,mV$であるため,血管平滑筋のほうがより不活性化したCa^{2+}チャネルが多くあることになる.そのため,心筋細胞よりも血管平滑筋細胞のCa^{2+}チャネルに結合しやすい.
  - ②血管平滑筋細胞にある電位依存性L型Ca^{2+}チャネルと心筋細胞のそれとはサブユニットレベルでの構造に違いがあり,DHP系カルシウム拮抗薬は血管平滑筋細胞にあるチャネルに親和性が高い(倉智嘉久.心筋細胞イオンチャネル.文光堂,2000).カルシウム拮抗薬とチャネルの結合部位や遮断形式の違いなどについて,分子レベルでのさらに詳しい知見もある.
- □ DHP系カルシウム拮抗薬はこの血管選択性により,強力な血管拡張作用による降圧効果を示す.さらに,心抑制作用はほとんど認められないため,冠攣縮性狭心症にも用いられる.
- □ PAA系とBTZ系カルシウム拮抗薬にはこの血管選択性はないが,心筋細胞の電位依存性L型Ca^{2+}チャネル遮断作用があるため,血管作用に比べて心臓作用が強い.
- □ また,Ca^{2+}チャネルの活性化頻度が高いと遮断作用が増強する使用・頻度依存性遮断という特徴を有するため,洞結節におけるペースメーカーの興奮頻度を減少させ,房室結節伝導速度を低下させる.PAA系は特にこの作用が強いため,上室性不整脈の治療に使用される.

[稲葉 秀子]

112 スタチンの副作用はどのくらいの頻度で起きるか?

薬　物

スタチンとは?
- HMG-CoA還元酵素阻害薬(スタチン)は,肝臓においてHMG-CoA還元酵素を阻害してコレステロールを低下させ,LDL受容体の発現を増加,血中LDLコレステロールを下げる。
- LDLコレステロールは動脈内におけるプラークの形成に強く関与するため,スタチンによるLDLコレステロールの低下は心筋梗塞の一次予防および二次予防に有効である。
- スタチンによる心筋梗塞発症予防にはLDLコレステロール低下以外の機序も関与すると考えられ,血小板凝集抑制作用や抗酸化作用,プラークの安定化作用や,炎症性サイトカインの産生抑制作用,抗炎症作用など,多面的効果(pleiotropic effects)が示唆されている。
- スタチンは冠動脈疾患の抑制だけでなく,脳血管障害・全死亡の抑制も示す。現在では,脂質異常症だけでなく血管疾患の治療に不可欠である。

スタチンの副作用とは?
- 代表的な副作用は,横紋筋融解症を含むミオパチー,肝障害である。
- ミオパチーは,単純に血中CPK値が上昇するだけのものから,横紋筋融解症から急性腎不全に至るものまである。ミオパチーは,腎機能低下・高齢・肝機能低下・筋肉労働・ミオパチーの既往があると生じやすい。
- スタチンの血中濃度が高いとミオパチーは出現しやすい。
- 米国脂質協会のスタチン安全性特別委員会のレポートでは,横紋筋融解症の発現リスクは4.4例/10万例・年,プラセボでの発症率は2.8例/10万例・年とほぼ同様であり,軽度の筋肉痛やCPK値の軽度上昇はプラセボと変わらない頻度であった。また,肝機能障害の発症率は300例/10万例・年で,プラセボの200例/10万例・年と比べて有意に高かった。

副作用を疑ったら?
- 薬剤の減量あるいは中止する。

□ 肝障害・腎障害・筋肉労働・脱水などがあれば，それらの要因を取り除く．
□ 投薬されていたスタチンと同じタイプのCYPによって代謝される薬剤（シクロスポリン，エリスロマイシン，アゾール系抗菌薬）を併用していると，スタチンの血中濃度が上昇しやすく副作用が発現しやすいので，副作用軽減のためにスタチンではなく併用薬の変更が有効な場合もある．
□ スタチンの高用量使用が副作用出現の原因と考えられ，かつ，一度中止したスタチンを再び選択するときは，スタチンを低用量とし，コレステロール吸収阻害薬であるエゼチミブの併用も考える．

実感としては
□ スタチンによる横紋筋融解症や筋肉痛はそれほど多くはない．
□ しかし，ある論文（Nakayama K. Jpn J Pharm 2009）によると，スタチンを投与されている患者の41％もが，横紋筋融解症の不安について薬剤師に相談していた．個人的な印象では，少なくとも10人に1人ぐらいが筋肉痛を訴えてくる．

[那須野尚久]

113 ループ利尿薬はなぜ効くのか？

薬　物

- 利尿薬は，ナトリウム利尿薬・水利尿薬・浸透圧利尿薬に分類される。さらに，ナトリウム利尿薬はその作用部位によって，ループ利尿薬・サイアザイド系利尿薬・カリウム保持性利尿薬に分類される［114章参照］。
- ループ利尿薬は，Henle係蹄上行脚に作用する，最も強力な利尿薬である。

腎臓における尿の濃縮・希釈
- 腎尿細管における濾液の再吸収は，近位尿細管の溶液再吸収（ほぼ等張性再吸収）を別とすれば，皮質髄質浸透圧勾配により形成されている浸透圧差に基づく水の再吸収である（細いHenle下行脚，集合管）。
- 太いHenle上行脚にNa$^+$/K$^+$/2Cl$^-$共輸送体（NKCC2）とNa$^+$/K$^+$-ATPaseが，遠位尿細管にNa$^+$/Cr共輸送体が，結合尿細管（CNT）や集合管主細胞に上皮型Na$^+$チャネル（ENaC）が存在し，尿細管腔と間質の間でイオン交換を行うことで間質浸透圧を増加し，水の再吸収を行っている。

作用機序
- ループ利尿薬は，太いHenle上行脚にあるNKCC2を阻害する。NKCC2は「尿の濃縮に必須な髄質の高浸透圧を維持する機構（対向流増幅系）」で重要な役割を果たしている。
- ループ利尿薬でNKCC2を阻害すると，管腔から間質へのNa$^+$取り込みが減り，間質浸透圧が低下して水再吸収が少なくなる。
- ループ利尿薬の代表であるフロセミドは，血中アルブミンと結合して腎血流で輸送される。近位尿細管周囲の血管に到達すると，近位尿細管にある有機アニオントランスポーターによりアルブミンからフロセミドが分離し，尿細管腔を介してHenle係蹄にあるNKCC2に到達し阻害する（図113-1）。
- このように，フロセミドは腎臓の毒素排泄と尿生成機序を利用しており，その効果は腎機能に依存しているといえる。

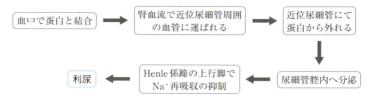

図113-1　フロセミドの効果発現の機序

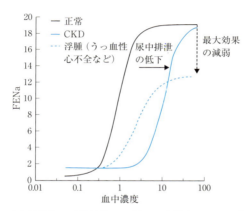

図113-2　ループ利尿薬とNa$^+$排泄量の関係。血中濃度がある閾値を超えると，急激にNa$^+$排泄量が増加する。尿中排泄が低下するCKDでは曲線が右にシフトする。心不全では最大効果が減弱する。(Sica DA, et al. Edema and the clinical use of diuretics. In Scott G. National Kidney Foundation Primer on Kidney Diseases, 6th ed, 2014, Elsevier)

どのように使うか？

□ ループ利尿薬の血中濃度と利尿効果（Na$^+$排泄量）との関連はS字カーブを示す。反応が得られる閾値を超えるまで増量する必要がある（図113-2）。

□ 腎血流量が低下する心不全や，血中アルブミン低下をきたすネフローゼ症候群では，カーブが右にシフトし，多めの投与量が必要となる。

[村田　光繁]

114 サイアザイド系利尿薬は副作用が多いか？

薬　物

サイアザイド系利尿薬の利尿効果と降圧効果

☐ サイアザイドの利尿効果はフロセミドに劣る。クレアチニンが2mg/dLを超えると，ほとんど無効である。心不全の治療にサイアザイドを最初に用いることはまずない。尿量を確保するには，まずフロセミドを使い，hANPやトルバプタンを併用することが多い。図114-1に各利尿薬の作用部位を示す。

☐ サイアザイドは遠位尿細管でNa^+の再吸収を抑制する。Henle係蹄のNa^+再吸収がネフロン全体の30％と多いのに対し，遠位尿細管のNa^+再吸収は7％しかないため，サイアザイドの利尿作用には限界がある。集合管のNa^+再吸収も全体の1〜2％にとどまるが，トルバプタンは抗利尿ホルモンのバソプレシン抑制を介して水自体の排泄を促進する薬剤であり，強力

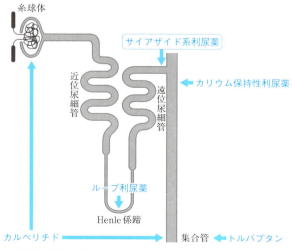

図114-1　利尿薬の作用部位

な水利尿作用がある。
□ サイアザイドは主に降圧薬として用いられる。2014年の日本高血圧学会のガイドラインでも，第1選択薬の1つに挙げられている。特に心不全をもつ患者には良い適応とされている。

副作用
□ 副作用として，低ナトリウム血症がある。Na^+の再吸収を阻害すると，アルドステロン依存性にK^+の排泄が亢進する。また，循環血漿量の減少は尿細管における尿酸再吸収を亢進させ，高尿酸血症を生じる。低カリウム血症が膵β細胞からのインスリン分泌低下を生じて起こる耐糖能異常もある。
□ 尿中Ca^{2+}排泄を減らし，高カルシウム血症になることがある。低マグネシウム血症と関連したtorsade de pointesが，サイアザイドを背景としていたケースもある。日光過敏性皮膚炎や骨髄抑制は稀だが，サイアザイドに特有の副作用である。
□ 最近は降圧薬も多彩であり，サイアザイドの出番は少ない。ARBとサイアザイドを配合した薬剤もある。これらの配合降圧薬は副作用が多いかというと，そうでもない。配合降圧薬に含まれるサイアザイドが低用量であることが理由の1つであると思う。また，ARBとサイアザイドの副作用は相殺関係にある。

［油布　邦夫］

115 水利尿薬トルバプタンの取り柄は何か？

薬　物

- [ ] トルバプタンは，腎集合管V_2受容体におけるバソプレシンの結合を選択的に抑制し，水再吸収を抑制する（水利尿薬と呼ばれる）。

バソプレシンとは？
- [ ] 神経内分泌ホルモンの一種で，抗利尿ホルモン（ADH）とも呼ばれ，血圧低下・循環血液量減少・血清浸透圧上昇で下垂体後葉から分泌される。腎集合管におけるアクアポリン2（水チャネル）発現や間質浸透圧を増加することにより水再吸収を促進し，体液量増加と血清浸透圧低下をまねく。
- [ ] 心不全では分泌が増加する。

トルバプタンの特徴
- [ ] トルバプタンは水再吸収を抑制するが，末梢血管抵抗は下げず，血圧低下をきたしにくい（図115-1）。
- [ ] レニン-アンジオテンシン系やバソプレシンを亢進させずに腎血流を維持するため，腎機能低下（血清クレアチニン上昇）をきたしにくい。
- [ ] 浸透圧利尿に加えて，アクアポリン2発現抑制により直接的に水再吸収を抑えるため，利尿効果が強い。細胞内・外液に貯留した過剰な水分（自由

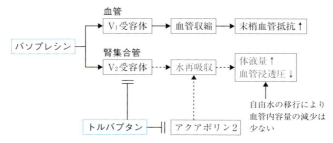

図115-1　トルバプタンの薬理作用

水）が血管内に移行するため，血管内容量の減少が少ない．

どのように使うか？
☐ トルバプタン単独では，電解質の再吸収を伴わない水利尿が急激な高ナトリウム血症をまねき，口渇などの副作用を生じる．
☐ ナトリウム利尿薬は，電解質異常，レニン-アンジオテンシン系やバソプレシンの亢進，循環血液量減少による腎機能低下のため，利尿薬抵抗性をきたす．トルバプタンとナトリウム利尿薬の併用は，両者の問題点を相殺するため，利尿薬抵抗性の患者でも有効な利尿が期待できる．
☐ 急性心不全患者の低ナトリウム血症や高用量のループ利尿薬は，予後不良と関連する．ナトリウム利尿薬がすでに投与されているうっ血性心不全でのトルバプタン併用は，腎機能や血圧を保持しながらの心不全治療を可能にする．
☐ トルバプタンが適した利尿薬抵抗性の病態は，
- 腎血流低下
- 低アルブミン血症，蛋白尿
- 糸球体濾過量低下
- アシドーシス
- 腸管浮腫

注意すること
☐ 水利尿は急激な血清Na^+濃度上昇をきたす．通常，トルバプタンは入院中に開始される．ベースラインの血清Na^+濃度$\geq 142\,mEq/L$，血清K^+濃度$< 3.8\,mEq/L$，トルバプタン投与開始量$15\,mg/$日が高ナトリウム血症発症の予測因子である．初回投与量を減量すればリスクは少なくなる．

［村田 光繁］

116 ヘパリンはどうやって抗凝固作用を発揮するか？

薬物

- □ ヘパリンの作用を理解するためには，血液凝固カスケード（連鎖反応）を理解する必要がある。ここでは基本的な考え方を述べる。

ヘパリンはアンチトロンビンのブースターである

- □ まず，アンチトロンビンの作用を知る必要がある。アンチトロンビンはその名が示すとおり，トロンビンに拮抗する物質である。
- □ トロンビンはフィブリノーゲンをフィブリンに変換し，血栓形成を促す。後述するXa因子はプロトロンビンからトロンビンへの変換を促進する。この2つの因子の働きを知ることが，ヘパリンの理解に重要である。
- □ トロンビンは止血剤，アンチトロンビンはDIC治療薬（ノイアート®，アンスロビン®）として市販されていることから，それぞれが凝固物質と抗凝固物質であることは理解しやすい。
- □ アンチトロンビンは，血液凝固カスケードの重要な因子であるトロンビンおよびXa因子などと結合する。これにより，プロトロンビン→トロンビン，フィブリノーゲン→フィブリンの転化を阻害し，抗凝固作用を発現する。
- □ ヘパリンはアンチトロンビンと結合し，その作用を亢進させることにより間接的に抗凝固作用を発現する。すなわち，アンチトロンビンの作用を増幅するブースターとしての役割を担っていることが主たる作用機序である。
- □ あくまでも，アンチトロンビンを介して間接的に作用するため，アンチトロンビンが欠乏した状態では，その効果は減弱する。
- □ ちなみにアンチトロンビンⅢという名称があるが，これはアンチトロンビンとまったく同じ意味である。Ⅲがあるから，Ⅰ・Ⅱ・Ⅳ・Ⅴ・Ⅵなどが存在すると思うかもしれないが，現在これらの名称は使われていない。Ⅲを省き，単にアンチトロンビンと呼ぶことが一般的になりつつある。
- □ ヘパリンは腸管からは吸収されないため，投与経路は経静脈または皮下注射が選択される。

有用性の高い低分子ヘパリン

- ヘパリンには未分画ヘパリンと低分子ヘパリン（LMWH）がある．保険償還の問題から，広く用いられているものは未分画ヘパリンである．
- 低分子ヘパリンは，未分画ヘパリンから精製された分子量4,000〜8,000のヘパリンである．ダルテパリン（フラグミン®），エノキサパリン（クレキサン®）として市販されている．当然ながら，未分画ヘパリンに比べて分子量は低い．半減期は，未分画ヘパリンの30〜60分に比べて，低分子ヘパリンでは2〜4時間と長い．
- 低分子ヘパリンの作用のなかで最も大きな特徴は，トロンビン活性よりもXa因子活性を強く阻害することである（Rosenberg RD. Semin Hematol 1997）．
- このため低分子ヘパリンでは，プロトロンビン→トロンビンの阻害が主体となり，未分画ヘパリンに比べて出血傾向の発現も少ない．
- また，低分子ヘパリンは血小板への影響も低く，ヘパリン起因性血小板減少症（HIT）などの副作用も少ないとされている．
- 体外循環における凝血作用はXa因子の関与が強い．そのため，Xa選択的な阻害作用の強い低分子ヘパリンは，回路内の血栓形成を予防しつつ，全身の出血傾向を抑える．
- 低分子ヘパリンは優れた効果をもつものの，未分画ヘパリンより高価であり，保険適応はDIC，透析施行時の回路内の血栓予防などに限られている．
- ヘパリンの拮抗薬（中和剤）として知られている硫酸プロタミンは，ヘパリンと結合することによりその作用を阻害するが，低分子ヘパリンへの中和効果は不十分である．

ヘパリン使用時のモニタリング

- ヘパリン（未分画）の作用はACT（活性化全血凝固時間），APTT（活性化部分トロンボプラスチン時間）で定量化する．
- ACTは簡便かつ短時間で測定でき，ベッドサイドで使用されることが多い．しかし，測定誤差が大きく，数値の解釈には慎重を要する．
- APTTの測定は時間を要するが，ACTよりも正確に抗凝固作用を反映する．ヘパリンの厳密なコントロールには有用である．
- 低分子ヘパリンによるACTやAPTTの延長は，未分画ヘパリンより小さい．ACTとAPTTの延長は全身の出血傾向と関連するが，低分子ヘパリンでは，この延長が軽度でも，目標とする抗凝固作用は未分画ヘパリンと比べて同等以上である．十分な効果と低い出血傾向を両立させることが可能である．

［細川 丈志］

117 HITとは何か？

薬　物

- □ ヘパリン起因性血小板減少症（heparin-induced thrombocytopenia：HIT）は，ヘパリンの副作用の1つである．循環器領域の医師であれば，遭遇する可能性はある．
- □ HITはⅠ型とⅡ型に分類される．
  - Ⅰ型は非免疫学的な機序により発症し，ヘパリン投与数日後に血小板の減少を認めるものの，多くは無症候で，自然に回復する．Ⅰ型にはヘパリン自体の血小板凝集作用が関与している．
  - Ⅱ型は免疫学的な機序を介して発症し，続発する血栓塞栓症などにより重篤な病状に陥ることもある．臨床的に問題となるのはこのⅡ型であり，Ⅱ型HITを単にHITと呼ぶことも多い（以後，Ⅱ型HITを単にHITとする）．

HITはトロンビンの過剰生産による血栓塞栓症の発生

- □ HITは，ヘパリン投与によりヘパリン複合体抗体（HIT抗体）が産生され，このHIT抗体が凝固活性を亢進させて，動静脈に血栓塞栓症を生じる．動静脈の血栓塞栓症は致命的な経過をたどることもある．
- □ 血栓塞栓症の発生は，免疫反応の結果として体内で過剰に生産されたトロンビンの作用によるものである．このトロンビンの過剰生産がHITの特徴であり，抗凝固薬であるヘパリンが凝固薬となってしまう理由でもある．
- □ HITは，ヘパリンの投与開始から5～14日後に発症するが（通常発症型），ヘパリン中止の数週間後の発症もある（遅延発症型）．
- □ ヘパリン使用時に産生されたHIT抗体が残存していれば，ヘパリン投与から数分～24時間以内に重篤なHITを発症することがある（急速発症型）．
- □ 稀ではあるが，ヘパリンの使用経験がないにもかかわらず，ヘパリン投与後間もなく発症するHITもある（早期発症型）．これは，生体内に存在する他の物質を抗原としてHIT抗体が産生されたことによるものであり，ヘパリンの使用前からHIT抗体は陽性を示す．

いつ起きるか？

- □ IABPやPCPSの使用中にヘパリンを継続投与していると，しばしば血小板減少が観察される．HITに起因する臨床徴候がなければ，多くはヘパリン継続は可能である．
- □ 遅延発症型では，入院中に使用されたヘパリンが原因となり，退院後にHITを発症することがある．入院中にヘパリンが使用された症例では，この可能性も考慮すべきである．
- □ 急速発症型のHITは，HIT抗体が残存している状態でのヘパリン使用で発症するため，冠動脈造影検査から日数を置いてPCIを施行する際には，そのリスクがある．
- □ カテーテル治療中に問題となるのは，急速発症型と早期発症型である．冠動脈ステント植込み直後のステント内の血栓形成により，その発症に気づくこともある．
- □ 低分子ヘパリンでは，未分画ヘパリンに比べてHITの発症頻度は低いが，保険償還の問題もあり，その使用は限られている．

診断と治療

- □ HITは臨床所見とHIT抗体の検出により診断されるが，抗体の検出を待たずに治療を優先する．
- □ ヘパリンを中止し，過剰に産生されたトロンビンの作用を抑制することが必要となる．
- □ 凝固抑制には，合成抗トロンビン薬であるアルガトロバンが使用される．ヘパリンを中止したのみでは高率（30〜50％）に血栓塞栓症を併発するため，アルガトロバンの投与が望ましい．
- □ 病状安定後にも引き続き抗凝固療法が必要なときには，血小板数の回復を待って，ワルファリンによる抗凝固療法を行う．HITの既往を有する患者に対して，最近登場したNOAC（non-vitamin K antagonist oral anticoagulant）の有効性および安全性は不明である．

［細川 丈志］

118 いろいろな抗血小板薬はどこが違う？

薬　物

- ひと口に抗血小板薬といっても，図118-1のような種類があり，作用部位が異なる。

アスピリンとチエノピリジン誘導体
- ステント再狭窄を防ぐ薬を塗ってない金属ステント（bare metal stent）でも，薬剤を塗っている薬剤溶出性ステント（drug eluting stent：DES）でも，留置後はアスピリンとチエノピリジン誘導体の2剤が必要。ステントは異物であり，致命的なステント内血栓症を起こす危険がある。
- 20年ぐらい前のステントが出たての頃，アスピリンとワルファリンを併用して穿刺部などの出血合併症が生じたものだが，抗血小板薬2剤併用でステント内血栓症は激減した。アスピリンは安価で使いやすいが，喘息の原因になったり，胃潰瘍ができたりする。
- チエノピリジン誘導体ではクロピドグレルが用いられる。かつてはチクロ

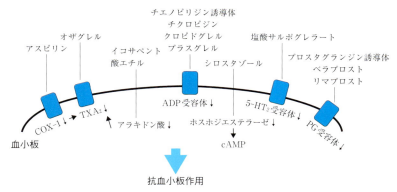

図118-1　各抗血小板薬の作用部位。5-HT₂：セロトニン5-HT₂，cAMP：サイクリックアデノシン一リン酸，COX-1：シクロオキシゲナーゼ1，PG：プロスタグランジン，TXA₂：トロンボキサンA₂。

ピジンを使っていたが，肝障害・紅皮症・血小板減少・顆粒球減少などの副作用が多かった。クロピドグレルが使えるようになってからは，副作用の頻度が低下した。最近，新たにプラスグレルが使えるようになった。これは血中濃度が速やかに上がるので，急性心筋梗塞など緊急時には有用である。
☐ クロピドグレルもプラスグレルも，前投与期間が短いときは負荷用量で多めに投与（ローディング）する。

塩酸サルポグレラート，シロスタゾール，プロスタグランジン誘導体
☐ 稀にチエノピリジン誘導体が副作用で使えないことがあり，まずシロスタゾール，あるいは塩酸サルポグレラートが使われる。
☐ 塩酸サルポグレラートは5-HT$_2$受容体拮抗薬である。シロスタゾールは半減期が短く，3日くらい中止すると侵襲的処置も可能といわれる。塩酸サルポグレラートはもっと短く，1〜2日で効き目がなくなる。クロピドグレルが7〜14日と休薬期間が長いのに比べて，使いやすい。ただ，塩酸サルポグレラートの抗血小板作用は，他の薬剤と比べると弱いようだ。
☐ シロスタゾールを好まない循環器科医がいる。洞機能不全症候群に使うこともあるぐらい頻脈の傾向になるからだ。脳梗塞の再発予防でアスピリンを上回る結果が出ているので（Shinohara Y. Lancet Neurol 2010），神経内科や脳神経外科の医師は好んで使う。下肢閉塞性動脈硬化症など末梢動脈疾患での適応があり，間欠性跛行などに用いられる。
☐ プロスタグランジン誘導体も抗血小板薬の1つ。血管拡張作用が強く，下肢閉塞性動脈硬化症などに使用される，ベラプロストやリマプロストである。また最近では，肺高血圧症の治療薬としても注目されている
☐ 青魚に多く含まれるイコサペント酸エチル（いわゆるEPA）も，実は抗血小板作用をもつ。

［油布　邦夫］

119 NSAIDsでなぜ胃潰瘍になるのか?

薬　物

□ NSAIDsは，非ステロイド性抗炎症薬（non-steroidal anti-inflammatory drugs）の略称である。胃潰瘍発生機序の前に，NSAIDsの薬理作用について復習してみよう。

炎症のカスケード

□「アラキドン酸カスケード」という名前を覚えているだろうか？
□ 組織の損傷をきっかけとして，細胞膜のリン脂質からホスホリパーゼA_2によりアラキドン酸が遊離する。ここにシクロオキシゲナーゼ（COX）という酵素が働くと，プロスタグランジンG_2（PGG_2）が生成される（図119-1）。
□ COXに分類される酵素はいくつかあるが，炎症組織においては主にCOX-2を介してPGG_2が産生され，それによりPGE_2などの炎症惹起・促進および疼痛を増強する因子（メディエーター）が生成され，組織での炎症反応が促進される。
□ NSAIDsは，これらCOXを阻害し，炎症促進物質であるプロスタグランジン生成を抑制して，炎症反応を抑制する。プロスタグランジン生成減少から腫脹が抑制され，さらに痛覚受容器の感受性増大を防ぐ作用も加わっ

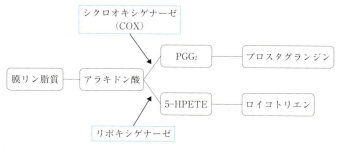

図119-1　アラキドン酸カスケード

て，鎮痛効果も現れる。

胃粘膜の防護機構とアラキドン酸カスケード

☐ アラキドン酸カスケードは，炎症反応時に限った生体反応ではない。血管内皮細胞や胃粘膜上皮細胞には主にCOX-1が発現しており，こちらのCOXは恒常性の維持に貢献している。

☐ COXを介したアラキドン酸カスケードから生成されるプロスタグランジンは，胃粘膜の上皮細胞の保護作用をもつ。また，胃粘膜の傷害からの修復も担っている。

☐ NSAIDsがCOX阻害作用によりプロスタグランジン生成を阻害すると，これらの胃粘膜の保護作用が失われ，胃酸やペプシンにより胃粘膜の表皮細胞が傷害を受ける。

☐ NSAIDsは一般的に内服で用いられるが，点滴静注も可能である。どちらが胃・十二指腸粘膜傷害や潰瘍を生じやすいだろうか？

☐ 答えは「同じ」である。NSAIDsのCOX阻害によるプロスタグランジン生成抑制は，粘膜への直接作用ではない。静注でも坐剤でも，胃粘膜の傷害を引き起こす。

COX-2阻害薬の有用性

☐ 胃粘膜上皮細胞にはCOX-1が多く発現している。NSAIDsが胃粘膜傷害の発生を引き起こすのは，COX-1阻害による。COX-2を選択的に阻害する抗炎症薬であれば，胃粘膜傷害は起きにくいはずだ。

☐ 確かにCOX-2阻害薬では，従来のNSAIDsと比較して消化管出血の発生率が低下する。しかし，プラセボと比較すれば出血率は高く，胃粘膜傷害を生じないとはいえない。

☐ また，しばしば他の薬剤も併用されている。COX-2阻害薬は一見NSAIDsよりも消化管出血率を低くしてくれそうだが，アスピリンやワルファリンと同時に用いられているので積極的な利益は見えにくい（Silverstein FE. JAMA 2000，Battistella M. Arch Intern Med 2005）。

☐ NSAIDsが心血管死リスクを増大させるのと同様に，COX-2阻害薬でも心血管死が増加するという報告がある。慎重に使う必要があることは間違いないだろう。

［牧元 久樹］

120 CHA2DS2-VAScスコアとは何か？

薬物

- □ CHADS2スコアとCHA2DS2-VAScスコアは，非弁膜症性心房細動の血栓塞栓症発症リスクを背景因子によりスコア化したものである。
- □ 弁膜症性心房細動とはリウマチ性僧帽弁狭窄症と人工弁（機械弁，生体弁）置換術後を含む用語であり，非弁膜症性心房細動はそれ以外の心房細動を指す。

CHADS2スコア

- □ CHADS2スコアはCongestive heart failure（心不全，左室機能不全），Hypertension（高血圧），Age（年齢：75歳以上），Diabetes mellitus（糖尿病）を各1点，Stroke/TIA（脳梗塞／一過性脳虚血発作の既往）を2点とし，合計0～6点で脳梗塞リスクを評価する。
- □ CHADS2スコアにおける脳梗塞年間発症率は，0点で1.9％，1点で2.8％，2点で4％，3点で5.9％，4点で8.5％，5点で12.5％，6点で18.2％と，点数が上がるにつれて増加する。
- □ CHADS2スコアは簡便だが，低リスク患者の血栓塞栓症リスクを十分に判別できないという欠点がある。脳梗塞患者の実数でみれば，CHADS2スコア0～1点は多く，重症度も高スコア例と差はない。

CHA2DS2-VAScスコア

- □ より詳細な脳梗塞リスクの評価のために，CHADS2スコアに含まれない因子であるVascular disease（心筋梗塞などの血管疾患），Age（65歳以上），Sex category（女性）のリスクを考慮して，CHADS2スコアに各1点を加え，Age（75歳以上）を2点としたCHA2DS2-VAScスコアが提唱された。合計0～9点で脳梗塞リスクを評価する。
- □ CHA2DS2-VAScスコアは，2010年の報告では脳梗塞年間発症率は0点で0％，1点で1.3％，2点で2.2％，3点で3.2％，4点で4％，5点で6.7％，6点で9.8％，7点で9.6％，8点で6.7％，9点で15.2％と，CHADS2スコアのような階段状の増加とはならなかった（図120-1A）。

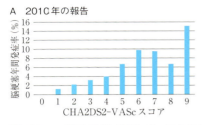
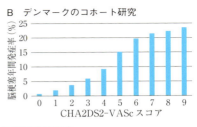

図120-1 CHA2DS2-VAScスコアにおける脳梗塞発症率

- 2011年のデンマークで行われたコホート研究では，脳梗塞年間発症率は高スコア症例ほど高くなっていた（図120-1B）。
- CHA2DS2-VAScスコアは，低リスク患者におけるリスク評価にも有用である。

新しい経口抗凝固薬とCHA2DS2-VAScスコア
- ワルファリンしか使えない時代には，高い出血リスクのため脳梗塞の低リスク群を細かく層別化しても治療選択に生かす余地は少なかった。
- 新規経口抗凝固薬（NOAC）は，いずれの大規模試験においても頭蓋内出血が少なく，安全な抗凝固療法が可能となった。NOACは低リスク群まで抗凝固療法の恩恵を広げられる薬剤である。
- CHA2DS2-VAScスコア0点，1点，2〜9点別のnet clinical benefitをみると，低リスク症例ではワルファリンが出血リスクのため脳梗塞予防に利点がないのに対し，NOACは低リスク症例においても脳梗塞予防の利点が得られている（Banerjee A. Thromb Haemost 2012）。

CHA2DS2-VAScスコアの使い方
- 日本循環器学会のガイドラインでは，まずCHADS2スコアで抗凝固療法の適応を評価することとしている。
- CHADS2スコアで0〜1点に該当するなら，さらにCHA2DS2-VAScスコアにより低リスクを確認するという考え方もあるが，CHA2DS2-VAScスコアに慣れていれば，はじめからこれを用いても差し支えない。
- 本邦のガイドラインには肥大型心筋症もリスクに含まれており，欧米のガイドラインと若干の差がある。いずれのガイドラインも精度と簡便さを両立させるために工夫されたものであり，お好みのものを使われたい。

［吉賀 康裕］

121 CHA2DS2-VAScスコアにはないが血栓塞栓症のリスクになるもの

薬　物

心房細動の血栓塞栓症リスク評価はCHA2DS2-VAScスコアだけ？
☐ CHA2DS2-VAScスコアは，心房細動患者において，主に脳梗塞もしくは動脈系血栓塞栓症のリスク評価に用いられている．
☐ ほかにも，血栓塞栓症リスクの評価の際に注意しなければならない点はあるのだろうか？

腎機能障害と血栓塞栓症リスク
☐ 最近は心腎連関などが話題にのぼることも多くなっているが，腎機能障害があれば脳卒中の発症率が高い．これは臨床経験の感覚にも近い．
☐ オランダでの13万人もの症例を対象とした研究では，脳卒中や全身性血栓塞栓症のリスクを慢性腎臓病（CKD）の有無で比較すると，CKD患者で約1.5倍，透析患者では約1.8倍だった（Olesen JB. N Engl J Med 2012）．
☐ それでは，腎機能をリスクスコアに内包してしまえばいいではないかということで，最近ではR2CHADS2スコアというリスクスコアも提唱されている（Piccini JP. Circulation 2013）．これは，CHADS2スコアに加えてクレアチニンクリアランス＜60 mL/minの腎機能障害（R）に2点を割り当てた，8点のスコアである．
☐ オリジナルの報告では，R2CHADS2スコアはCHADS2スコアやCHA2DS2-VAScスコアよりも効率よくリスク分類が可能であるとされている．

新しいリスクスコアは必要なのか？
☐ ほかにも，CHA2DS2-VAScスコアに加えて腎機能障害に1点を割り当てたリスクスコアにより，リスク分類の効率を上げられるとされている（Chao TF. Heart Rhythm 2012）．
☐ ところがその一方で，腎機能障害をリスクスコアに加えることには意義がないとする報告も複数ある（Banerjee A. J Am Coll Cardiol 2013，Roldán V. Thromb Haemost 2013）．

- この結果の乖離は，サンプルサイズや，対象症例の違いに影響を受けているのだろう。
- このようなばらばらの結果が出た理由は，ほかにもいくつか思いあたる。腎機能は年齢とともに低下する。CHA2DS2-VAScスコアに含まれている女性（Sc）では，男性と比較して腎機能が同年齢で低く見積もられる。また，糖尿病（D）患者では腎機能障害を併発することが多い。
- 腎機能障害患者では，血栓塞栓症だけでなく心血管系イベント（V）のリスクも高くなる。つまり，腎機能をリスク因子に加えることは，すでにCHADS2スコアやCHA2DS2-VAScスコアに含まれているこれらの因子と相互作用を生むことになり，この相互作用によってスタディ間の結果の違いを生んだ可能性がある。
- 筆者は基本的にはCHA2DS2-VAScスコアを用いてリスク評価を行い，このスコアが0点もしくは1点の場合に腎機能障害をリスクとして考慮する，というスタンスで臨んでいる。ただし，CHA2DS2-VAScスコア0点にもかかわらず，腎機能障害のある心房細動患者に遭遇することはほとんどない。

その他の血栓塞栓症リスク
- 最近ではメタボ検診などで関心が増しているが，肥満（BMI≧30）や体重過多（BMI≧25）は年齢などの他の因子とは独立して虚血性脳卒中のリスクを高めることがメタアナリシスで示されている（Strazzullo P. Stroke 2010）。
- ただ，アジア人種内での解析では，体重過多が脳卒中のリスクを高める度合いはさほど高くないことにも言及されており（欧米人では55％のリスク増に対し，アジア人ではわずか8％），日常臨床でどこまで利用すべきかはまだ明確とはいえない。
- アルコールの恒常的な多量摂取も，心房細動患者における塞栓症の危険因子になる（Overvad TF. Heart 2013）。特に，CHA2DS2-VAScスコアが0点の症例でも有用であるとされており，アルコール摂取量の問診も外来で重要になるかもしれない。
- これらの因子に加えて，妊娠・避妊薬内服・腫瘍などの有無は血栓性素因に影響を与え得ると思われるが，リスクスコアには今のところ組み込まれていない。
- 現段階の診療で留意すべき点は，まずは現行ガイドラインどおり，CHA2DS2-VAScスコアに基づいたリスク評価を行うことだと考える。

[牧元 久樹]

122 ワルファリンはどういう薬か？なぜPT-INRを測るのか？

薬物

ワルファリンの開発経緯
☐ 1930年代の米国で，腐ったスイートクローバーを食べた家畜の出血が止まらなくなり全滅した．このときにウィスコンシン大学の生化学者Linkが出血誘発物質としてジクマロールを単離し，1943年にその誘導体のワルファリンを合成した．
☐ ワルファリンという名は，Wisconsin Alumni (Agriculture) Research Foundationとクマリン系薬物の語尾coumarinから名づけられた．
☐ 日本では1962年に発売が開始され，2011年に最初の新規経口抗凝固薬（NOAC）であるダビガトランが発売されるまでの約半世紀以上，唯一の経口抗凝固薬であった．

作用機序
☐ ワルファリンはビタミンKに拮抗し，肝臓でのビタミンK依存性凝固因子であるⅡ（プロトロンビン）・Ⅶ・Ⅸ・Ⅹ因子の合成を間接的に抑制し，抗凝固活性を示す．NOACのような直接的凝固因子阻害薬とは異なり，その抗血栓作用の発現は遅く，休薬後も作用が持続する．
☐ ワルファリンには循環血液中での直接の抗凝固作用はないため，すでに形成された血栓は溶解しない．また，血小板に対して直接的作用はもたないため，急性冠症候群に代表される動脈内アテローム血栓症での血小板血栓（白色血栓）に対する抑制効果は乏しい．
☐ 血流うっ滞や凝固系の関与が強い静脈血栓（フィブリン血栓または赤色血栓）や，凝血塊の成長で発症する動脈塞栓症の治療および予防に効果がある．

投与中のモニタリング
☐ ワルファリンの血中濃度と抗凝固作用との関係は，作用発現までのタイムラグが存在することや，VKORC（ビタミンKエポキシド還元酵素複合体）の遺伝子多型の影響を受けることなどから相関関係が得られないため，血

液凝固能検査が用いられる。
- □ ワルファリンは外因系凝固カスケードのⅡ・Ⅶ・Ⅹ因子の産生を抑制するため，プロトロンビン（PT）時間が延長する。PT時間の測定にはトロンボプラスチンを用いるが，各社の試薬で感度が大きく異なっていたため，1970年代にWHOが標準品としたヒト脳トロンボプラスチンを用いた場合のプロトロンビン時間比に国際感度指数（ISI）を乗じて得られる値であるPT-INR（prothrombin time-international normalized ratio）の標準化が開始された。
- □ ワルファリン療法における治療域の設定は，血栓塞栓症を防ぎ，かつ重篤な出血を起こさない範囲の血液凝固能レベルとして経験的に決められてきたものである。ビタミンK摂取量，併用薬剤，凝固系に影響する肝疾患や血液疾患，服薬コンプライアンスにより，投与量と効果の関係は不安定である。そのため定期的モニタリングが必要となる。
- □ PT-INRのコントロールの良否はTTR（time in therapeutic range）で定量化される。これは一定期間内にどれだけ設定されたPT-INRの治療域にあったかを示すものである。

ワルファリン療法中の至適INR

- □ ワルファリン療法中の目標INRは，欧米の大規模臨床試験では2.0〜3.0が多いが，アジア人はワルファリン療法中の頭蓋内出血リスクが高いため，低めのコントロールが一般的である。
- □ 日本人の非弁膜症性心房細動での至適PT-INRを検討したJ-RHYTHM Registry（Inoue H. Circ J 2013）では，血栓塞栓症予防はINR 1.6〜2.99が有効であったが，2.6〜2.99で大出血のリスクが高くなったため，至適INRを1.6〜2.6としている。
- □ 日本循環器学会の「心房細動治療（薬物）ガイドライン2013改訂版」でもこの結果をもとに設定され，70歳以上の非弁膜症性心房細動へのワルファリン療法ではPT-INR 1.6〜2.6の管理がclassⅠとなっており，70歳未満の至適INRは2.0〜3.0となった。

［稲葉 秀子］

123 中途半端なワルファリンが不都合なのはなぜか?

薬 物

本邦での至適PT-INR
- ワルファリンの投与量はPT-INRに基づいて調整され,本邦のガイドラインでは,心房細動における塞栓症予防としての至適PT-INRは70歳未満で2.0～3.0,70歳以上で1.6～2.6となっている.
- 欧米での過去の大規模研究により,このPT-INR 2.0～3.0という治療域が設定されている.本邦では,PT-INR<1.6で重篤な脳梗塞が起こりやすく,PT-INR≧2.6では重大な出血性合併症が急激に増加する(図123-1)(Yasaka M. Intern Med 2001).

リアルワールドにおけるPT-INRの管理
- 日本における心房細動患者に対するワルファリン使用状況については,2009年1月より登録が開始された多施設共同の前向き観察研究J-RHYTHM Registryで明らかにされた.

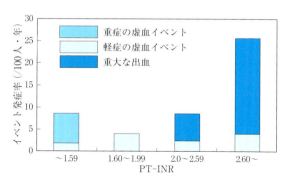

図123-1 日本人における,PT-INR別のイベント発症率(Yasaka M, et al. Optimal intensity of international normalized ratio in warfarin therapy for secondary prevention of stroke in patients with non-valvular atrial fibrillation. Intern Med 2001;40:1183-8より許可を得て改変)

□ これによると症例登録時点で，70歳未満（3,097人）ではほぼ6割がPT-INR＜2.0，さらに約25％が＜1.6，70歳以上（3,835人）でも約25％が＜1.6であったというデータが得られている（Atarashi H. Circ J 2011）。
□ 適切な治療域がわかってはいても，しっかりとしたコントロールが得られているわけではない。服薬アドヒアランスと，医師の出血性合併症への恐れが，その理由と思われる。

PT-INR低めのコントロール

□ 高齢者や，脳出血など重大な出血の既往がある患者を前にすると，「リスクがあるので，緩めのワルファリンコントロールで」と，PT-INR＜1.6にすることが多い。
□ 高齢者においてPT-INRを治療域より下に維持することと，1.6〜2.6で維持することにどのような違いがあるだろうか？
□ J-RHYTHM Registryにおける2年間でのイベント（僧帽弁狭窄症例および人工弁置換術施行例と脱落例を除く）をみると，PT-INRが高いほど大出血が増える傾向にあるが，PT-INR≦1.59を1.6〜1.99と比較しても出血が少なくはなかった（Inoue H. Circ J 2013）。
□ つまり，治療域の下限を下回るワルファリンコントロールは，重篤な塞栓症が大幅に増えるだけで，出血は減らない可能性がある。

time in therapeutic range（TTR）

□ PT-INRがどれだけの期間，目標治療域内でコントロールされているかを表す指標として，time in therapeutic range（TTR）という指標がある。
□ TTRは，治療期間のうちでPT-INRが目標の範囲におさまっている日数を，パーセントで表したものである。
□ TTRが低いほど，塞栓症は増える。2009年のMorganらの報告では，ワルファリン治療群と非治療群の脳卒中発症はTTR≧71％の群でのみ有意差を認めたため，治療目標は70％以上となっている。

［上岡　亮］

124 新しい抗凝固薬は何をしているのか?

薬　物

NOACとは?
- 2011年3月にダビガトランが使用可能となり,その後,リバーロキサバン,アピキサバン,エドキサバンと,NOAC〔新規経口抗凝固薬novel oral anticoagulant,または非ビタミンK拮抗型経口抗凝固薬non-vita-min-K-antagonist oral anticoagulantともいう。最近では国際血栓止血学会がDOAC（direct oral anticoagulant）という呼び方を提唱している〕が次々に発売されている。
- NOACの登場以降,非弁膜症性心房細動の抗凝固療法は大きな転換期を迎えた。

NOACがもたらしたもの
- ワルファリンとの最も大きな違いは,「シンプルさ」と「安全性」である。頻回なPT-INRのチェックと用量調整から解放され,抗凝固療法はシンプルになった。
- これまで大出血を恐れて治療域以下でのワルファリン投与を行っていた,あるいは抗凝固療法を行っていなかった患者でも,適切な抗凝固療法を受ける機会が広がった。

NOACの作用機序
- ワルファリンは,酸化ビタミンKを還元型ビタミンKに変換する酵素を阻害することにより薬理作用を発揮する。還元型ビタミンKは,凝固因子のうちⅡ・Ⅶ・Ⅸ・Ⅹの産生に必要である。
- 一方,NOACは凝固系カスケードの下流を直接阻害する（産生ではなく機能を抑える）ことにより,薬理作用を発揮する。ダビガトランはトロンビン,リバーロキサバン・アピキサバン・エドキサバンはXa因子を,それぞれ選択的に阻害する。
- ワルファリンは効果発現に時間がかかるが,NOACは速やかに薬効を発揮する。

脳卒中・全身性塞栓症予防における各薬剤のエビデンス：第Ⅲ相試験

☐ ダビガトランはワルファリンに対して，150 mg×2/日で優越性，低用量の110 mg×2/日では非劣性を示した。大出血は，前者でワルファリンと同等，後者ではワルファリンより少なかった。頭蓋内出血は有意に減少したが，消化管出血は高用量で有意に増加した（RE-LY試験。N Engl J Med 2009）。

☐ リバーロキサバンはROCKET-AF試験（N Engl J Med 2011）で，ワルファリンに対して脳卒中予防効果・安全性（大出血の有無）ともに非劣性を示した。さらにリバーロキサバン群では頭蓋内出血が有意に少なく，消化管出血はワルファリン群よりも多かった。

☐ アピキサバンは，ワルファリンと比較して有意に脳卒中を減少させた（ARISTOTLE試験。N Engl J Med 2011）。ただし，これは出血性梗塞の抑制に基づくものであり，虚血性脳卒中の予防効果は同等であった。大出血の頻度はワルファリンよりも有意に少なく，さらにこのうち消化管出血に関しては，他のNOACと異なり，ワルファリンと同等のリスクであった。頭蓋内出血は他のNOAC同様，有意に減少していた。

☐ エドキサバンを検討したENGAGE AF試験（N Engl J Med 2013）では，60 mg/日の高用量群，30 mg/日の低用量群ともに有効性に関してワルファリンに対する非劣性を示したが，低用量群ではワルファリンに比べて脳卒中・全身性塞栓症の発生が多い傾向にあった。一方で，大出血は高用量・低用量群ともにワルファリンより有意に少なかった。特に低用量群では，頭蓋内出血・消化管出血ともに大幅に減少していた。

どのNOACを選択するか？

☐ 例えば，薬剤排泄の大部分を腎に依存しているダビガトランは，高齢者など生理機能の低下した症例では積極的には選択しにくい。しかし，虚血性脳卒中予防においてワルファリンに対する優越性が証明されているのは，高用量ダビガトランのみである。

☐ 一方で，服薬アドヒアランスの向上という観点からは，1日1回内服のリバーロキサバンやエドキサバンが有利ともいえる。

☐ 半減期が半日，脳梗塞予防効果，頭蓋内出血が少ないなど共通の性格が多く，抗凝固療法を行うというメリットの大きさに比べれば，それぞれの薬剤の差異は小さい。

［上岡　亮］

125 なぜ新しい経口抗凝固薬で脳出血が少ないか？

薬物

NOACとワルファリンの頭蓋内出血発現率（図125-1）

□ RE-LY試験では，ワルファリンの全頭蓋内出血0.76％/年に対して，ダビガトランは300mg/日で0.31％/年，220mg/日で0.23％/年であった（Robert G. Stroke 2012）。

□ ROCKET-AF試験の頭蓋内出血はワルファリン群0.7％/年に比し，リバーロキサバン群で0.5％/年と少ない傾向がみられた（Patel MR. N Engl J Med 2012）。

□ アピキサバン（ARISTOTLE試験）とエドキサバン（ENGAGE AF-TIMI48試験）も，ワルファリンよりも頭蓋内出血が低めの結果を得ている。

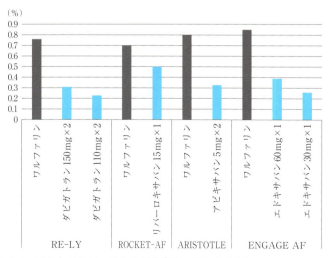

図125-1　NOACとワルファリンの頭蓋内出血発現率の比較

頭蓋内の凝固線溶環境の特徴

□ 血管内皮細胞が障害されると組織因子(TF)が発現し，活性型第Ⅶ因子(FⅦa)と結合して凝固カスケードが開始する．

□ TF-FⅦa複合体は少量のトロンビン(初期トロンビン)を産生し，初期トロンビンが血小板血栓を形成するとともに，活性化血小板上で活性化された凝固因子がⅩa活性化およびプロトロンビナーゼ複合体形成を刺激し，膨大なトロンビンを生成して血栓形成に至る．

□ 一方では，血栓形成反応が過剰とならないように，アンチトロンビン・トロンボモジュリン・プロテインC・プロテインS・組織因子経路阻害物質が調整する．

□ 頭蓋内はTFの発現が強いが，トロンボモジュリン発現は少ない．また，線溶系促進因子であるアネキシンⅡの発現も強い．頭蓋内では凝固・線溶動態は止血血栓を形成しやすく，早急な血栓の線溶処理が行われる環境にあるといえる．

なぜNOACは脳出血が少ないか？

□ NOACで脳出血が少ない理由として，以下のようなワルファリンとNOACの特徴が関係していると考えられる．

□ 凝固カスケードにおいて，ワルファリンはⅡ・Ⅶ・Ⅸ・Ⅹの4つの凝固抑制ポイントがあるが，NOACではⅡaまたはⅩaのみである．ワルファリンは血中濃度が上昇すると4つの凝固因子を同時に抑制し，頭蓋内止血血栓優位の状況を破綻させる．これに対して，NOACでは単一の凝固因子の抑制をきたすのみである．

□ それゆえ，ワルファリンはNOACに比べて血中濃度が上昇したときに急激な作用増強の恐れがある．

□ NOACではピークとトラフが存在するため，トラフ時には出血リスクが低下している可能性がある．

□ NOACは，抗凝固薬の安全域ともいうべき「出血をきたす血中濃度と抗血栓作用を示す血中濃度の差」がワルファリンよりも大きいため，出血しにくいという考え方がある(家子正裕．Cardio-Coagul 2014)．

□ 脳はTFが多く発現し，TF-FⅦa複合体形成を介する止血機構への依存度が大きい．ワルファリンではFⅦ産生抑制に加えてⅡ・Ⅸ・Ⅹの低下をきたしており，頭蓋内での止血血栓形成優位を破綻させる．これに対し，Ⅶ産生を抑制しないNOACでは脳出血をきたしにくいのだろう．

[吉賀 康裕]

126 新しい抗凝固薬を人工弁患者に使えるか？

薬　物

新しい抗凝固薬
□ 本邦でもNOACが使用できるようになってから，3年以上が経過した。ガイドラインに推奨が明記されたことも相まって，NOAC全体の処方量は増加している。
□ 投与量の微調整の必要がないNOACのメリットは大きい。ワルファリンより大出血を減少させる可能性まで示唆されている。これらのNOACは，心房細動だけでなく，肺血栓塞栓症や深部静脈血栓症にも適応が拡大されている。

早期に打ち切られたダビガトランの臨床研究
□ 人工弁置換術後の抗凝固療法の主役はワルファリンだが，今後NOACを使用していく可能性はあるのだろうか？
□ 結論を先に言えば，「NOACは，人工弁術後においてはワルファリンよりも劣っている」ということになる。
□ 人工弁患者にダビガトランを使用しワルファリンと比較したRE-ALIGN試験の結果が2013年に発表された（Eikelboom JW. N Engl J Med 2013）。この試験は，ダビガトラン群で血栓塞栓性イベントおよび出血性イベントの発生が有意に多く，早期に打ち切られた。
□ 本試験で投与されたダビガトランの量は，心房細動に使用するものよりかなり多い。出血率が高かったのは，この投与量が理由に挙げられる。
□ 一方で，この高用量でも血栓塞栓はワルファリンよりも多かった。なぜこのような結果になったのだろうか？
□ 図126-1は，凝固系カスケードを簡略に示したものである。ワルファリンはⅡ・Ⅶ・Ⅸ・Ⅹ因子を阻害する多点作用を発揮する。これに対し，ダビガトランはⅡ因子に対する選択的阻害作用を示す。心房細動時に左心耳内で形成される血栓は，血流のうっ滞と内膜機能障害が原因と考えられている。
□ これに対し，人工弁手術後の血栓形成は，手術時の組織傷害による組織因

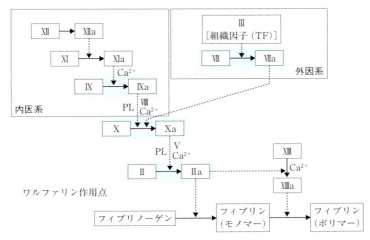

図126-1 凝固系カスケード。PL：リン脂質。

子（TF）の放出に加え，人工物と血液の接触に伴う凝固系外因系の活性化に依存している．つまり，弁手術後は図126-1の外因系に由来する血栓形成機序が大きい．
□ このような外因系が強く働いている状況下では，Ⅱ因子の選択的阻害薬であるダビガトランは凝固系を十分に阻害しきれなかった可能性がある．
□ その点，多点作用を発揮するワルファリンでは，凝固カスケードの上流でも阻害作用を示すため，十分な効果を示すことができると思われる．

実験データと臨床データの違い

□ 動物実験では，ダビガトランは有望な結果を出していた（McKellar SH. J Thorac Cardiovasc Surg 2011）．これらの結果に基づいて，ヒトでの臨床研究に進んでいたのである．リバーロキサバンでも，動物実験では有望な結果が報告されているが，今後のヒトでの臨床研究は倫理上難しい．
□ 少なくとも，近い将来にNOACが人工弁患者に使用されることはないだろう．

［牧元 久樹］

索　引

【欧文索引】

ACE阻害薬　44, 70, 76, 89, 204, 206
ACTIVE W試験　164
ADP受容体阻害薬　29
AFFIRM試験　164, 166
ALLHAT試験　204
AMIOVIRT試験　97
ARB　45, 70, 206
ARISTOTLE試験　249, 250
ATP（アデホス）　145, 146
ATTEND Registry　95
AVID試験　96

bare metal stent（BMS）　37, 39
Beckの三徴　68
Benestent試験　38
Bernoulliの定理　10
BEUTIFUL試験　2
bioresorbable scaffold（BRS）　39
blue toe syndrome　214
Brugada型心電図　186
Brugada症候群　127, 185, 186, 194

Ca^{2+}-induced Ca^{2+} relase　55, 56
Ca^{2+}チャネル　55, 128, 177, 188, 222
CABANA試験　173
CAPRICORN試験　88
CAPRIE試験　218
CARAF試験　158
CASH試験　96
CAST試験　180
CHA2DS2-VAScスコア　173, 207, 240, 242
CHADS2スコア　172, 207, 240
CHARM Alternative試験　70
CIBIS Ⅱ試験　88
CIBIS-ELD試験　85
CIDS試験　96
COMET試験　89
CONSENSUS試験　70
CONSENSUSⅡ試験　89
COPD　86
COPERNICUS試験　84, 89
CABG（coronary artery bypass grafting）　38
Courage研究　20
COX-2阻害薬　239
CREDO試験　29
CURE試験　29

Dダイマー　116, 208, 210, 212, 221
DIG試験　77
drug eluting balloon（DEB）　37
drug eluting stent（DES）　37
Duke診断基準　116

EAST試験　173
ECMO（extracorporeal membrane oxygenation）　100
ELITE試験　89
EMPHASIS-HF試験　71, 93
ENGAGE AF試験　249, 250
EPHESUS試験　71, 93
Euro Heart Survey　172
EVEREST Ⅱ試験　121

Fabry病　5, 104
FAME研究　20
Fontaine分類　218
Forrester分類　5
Frank-Starlingの法則　5

GISSI-3試験　42
GISSI-AF試験　206

hANP　94, 228
HAS-BLEDスコア　207
head-up tilt試験　131
heparin-induced thrombocytopenia（HIT）　234

HFpEF（heart failure with preserved ejection fraction） 58, 60, 93
HFrEF（heart failure with reduced ejection fraction） 60
HIJAMI 試験 43

IABP（intra-aortic balloon pumping） 65, 101
IONA 試験 43
ISIS-2 試験 28
ISIS-4 試験 42

J-RHYTHM Registry 245, 246
J-RHYTHM 試験 168
J-RHYTHM II 試験 206
JAMIS 試験 28
JBCMI 試験 35
JCSA リスクスコア 35

K^+ チャネル 134, 137, 188
Koch の三角 138, 149

left ventricular end diastolic pressure （LVEDP） 8

MERIT-HF 試験 88
MUCHA 試験 84

Na^+ チャネル 134, 137, 188, 226
Na^+ チャネル遮断薬 147, 186
NSAIDs 238
NT-proBNP 108, 208

PCI（percutaneous coronary intervention） 29, 36, 40, 98
PCPS（percutaneous cardiopulmonary support） 65, 98, 100, 209
PDE III 阻害薬 65, 73, 219
PRASFIT-ACS 試験 29
PT-INR 244, 246
pulse wave velocity（PWV） 14

QT 延長 108, 135, 189
QT 延長症候群（LQTS） 127, 128, 182, 184, 194

RACE 試験 168
RACE II 試験 80, 168
RALES 試験 70, 90, 92
RE-ALIGN 試験 252
RE-LY 試験 249, 250
REACH Registry 217
RESOLVD Pilot Study 91
ROCKET-AF 試験 249, 250

SAVE 試験 89
SCD-HeFT 試験 97
SHIFT 試験 2, 80
SIGNIFY 試験 2
SOLVD 試験 70, 89
Stevenson/Nohria の分類 64
STRESS 試験 38

T wave alternance 182, 185
Thorn の基準 17
time in therapeutic range（TTR） 247
TOPCAT 試験 93
torsade de pointes 135, 157, 182, 188, 229
TRACE 試験 89
transcatheter aortic valve implantation（TAVI） 122
triggered activity 128, 154, 178
TRITON-TIMI 38 試験 29

US Carvedilol 88

Valsalva 法 145, 147
Vaughan Williams 分類 188
VHeFT II 試験 89

WPW 症候群 147, 150, 152

【和文索引】

あ
足関節上腕血圧比（ABI） 14, 216
アシドーシス 135, 178, 231
アスピリン 28, 39, 44, 218
アセチルコリン 30, 32, 34
アップストリーム治療 88, 206
アドレナリン 74
アピキサバン 161, 248
アミオダロン 96, 159, 161, 166, 181, 189
アミロイドーシス 4, 58, 104, 126
アムロジピン 204, 206
アラキドン酸 28, 219, 238
アルガトロバン 235
アルカローシス 135, 208
アルコール 31, 35, 48, 199
アルコール性心筋症 49
アルドステロン 90, 92
アルドステロン拮抗薬 70, 93
α遮断薬 199, 204
アルブミン 16, 18, 200, 226
安静時狭心症 30
アンチトロンビン 232, 251

胃潰瘍 238
イコサペント酸エチル（EPA） 218, 237
異常自動能 128, 178
イソプロテレノール 151, 183
インスリン 49, 135, 197, 229
陰性変時作用 44
陰性変力作用 44, 76, 147, 189

植込み型除細動器（ICD） 35, 96, 194
植込み型ループ式心電計 132
右軸偏位 12, 118, 141, 142, 176
右室拡大 110, 195, 208, 213
右室梗塞 58, 95
右室肥大 12
右心不全 44
うっ血性心不全 16, 76, 180, 204, 231
右房圧 5, 10
右房拡大 4
運動負荷試験 22, 151

運動療法 46

エドキサバン 209, 248
エナラプリル 89
エノキサパリン 233
エプレレノン 70, 93
エリスロポエチン 202
エルゴノビン 30, 32, 34

か
過換気 32
拡張型心筋症 194
拡張不全 55, 56, 58, 60
下大静脈径 5
カテーテルアブレーション 162, 167
　　──AVNRT 145, 148
　　──AVRT 145
　　──PSVT 147
　　──WPW症候群 152
　　──心房細動 170, 172
　　──心房粗動 154, 156
　　──冷凍 170
カテコラミン 72, 74
カテコラミン誘発性多形性心室頻拍 194
カプトプリル 89
カリウム保持性利尿薬 135
カルシウム（Ca^{2+}）過負荷 55, 56
カルシウム拮抗薬 76, 222
　　──虚血性心疾患 32, 35
　　──高血圧 199, 204, 206
　　──不整脈 127, 146, 168, 189
カルベジロール 44, 76, 84, 86, 88
カルペリチド 65, 71
間欠性跛行 217, 218
肝障害 224, 237
感染性心内膜炎 114, 121, 214
　　──診断 116
カンデサルタン 206
冠動脈形成術 20
冠動脈疾患 20, 142, 204, 224
冠動脈造影 32
冠動脈バイパス術（CABG） 38, 40
冠攣縮性狭心症／異型狭心症 30, 32, 34, 223

気管支喘息 87
偽性アルドステロン症 135
偽性心室頻拍 152, 158
奇脈 69
脚ブロック 112, 127
　——右脚 103, 140, 142, 144, 174, 176, 208
　——左脚 102, 111, 140, 142, 191
急性冠症候群 26, 28, 40, 210 →虚血性心疾患, 狭心症, 心筋梗塞も参照
急性心筋梗塞 26, 28, 30, 34, 95, 180
急性心不全 44, 64, 66, 71, 73, 78, 94, 231
狭心症 26, 204 →虚血性心疾患も参照
　——安静時 30
　——冠攣縮性/異型 30, 32, 34, 223
　——不安定 26
　——労作性 26, 30
胸痛 33, 35, 108, 220
虚血性心疾患 20〜53, 58, 96, 122, 141, 194, 217, 218
筋小胞体 54
筋小胞体Ca^{2+}ATPase（SERCA） 55, 56

クリニカルシナリオ 66
クレアチニンクリアランス 52, 242
クロピドグレル 28, 44, 218, 237

経カテーテル大動脈弁留置術（TAVI） 122
血管内皮 24, 31, 35, 62, 251
血管内皮機能障害 200
血管不全 62
血管平滑筋 31, 63, 94, 222
血管壁代謝不全 63
血栓塞栓症 158, 171, 234, 240, 242, 245
血栓溶解薬/血栓溶解療法 209, 214
原発性アルドステロン症 90, 92

高カリウム血症 134, 136, 201, 229
交感神経 31, 55, 67, 70, 72, 79, 80, 88, 94, 130, 184

抗凝固薬/抗凝固療法 101
　——NOAC 161, 235
　——血管疾患 209, 212, 214, 235
　——不整脈 133, 157, 158, 160, 164, 166, 170, 173, 207, 241, 248
　——発作性心房細動 164
抗菌薬 115, 116
高血圧 4, 50, 53, 59, 62, 79, 142, 158, 196〜207, 240
　——食塩感受性 196
　——心肥大 104
　——心房細動 206
　——治療抵抗性 93, 198
　——二次性 199
　——白衣 198
　——慢性腎臓病 200
抗血小板薬 28, 44, 236
　——2剤併用療法（DAPT） 28, 37
膠原病 115, 126
膠質浸透圧 16, 18
甲状腺機能亢進症 158
甲状腺機能低下症 17, 126, 183, 189
後脱分極 128
　——早期（EAD） 182
　——遅延（DAD） 57
高尿酸血症 50, 229
　——治療薬 52
後負荷 5, 42, 65, 79, 94, 98, 101
抗不整脈薬 88, 96, 166
　——Ⅰ群 159, 188
　——Ⅰa群 161, 188
　——Ⅰb群 188
　——Ⅰc群 159, 161, 180, 188
　——Ⅲ群薬 157, 161, 181, 189
　——Ⅳ群薬 189
　——リスク 188
興奮収縮連関 54
抗利尿ホルモン 230

さ
サイアザイド系利尿薬 204, 228
催不整脈作用 167, 181, 206
左軸偏位 141, 142, 176
左室拡張末期圧（LVEDP） 8, 61
左室肥大 79
左房圧 8, 10

左房拡大　4, 61, 170
左房サイズ　3
サルコイドーシス　112, 127
サルポグレラート　219, 237
三尖弁逆流　10, 208

ジギタリス（ジゴキシン）　76, 81, 85, 127, 146, 168
糸球体濾過　72, 94, 197, 200, 202, 231
シクロオキシゲナーゼ1（COX-1）　28
脂質異常　24, 47, 50, 62, 216, 224
脂質代謝異常改善薬　45
持続的気道陽圧（CPAP）　78
ジソピラミド　147, 161
失神　112, 122, 130, 132, 184, 187, 194, 208
シベンゾリン　147, 161
収縮不全　60, 73, 76
消化管出血　204, 249
硝酸薬　31, 42, 65, 67
食塩感受性高血圧　196
ショック　74, 95, 98, 101, 208, 220
徐脈　130, 135, 183, 184, 188
ジルチアゼム　146, 189
シロスタゾール　219, 237
心エコー　7, 9, 10, 58, 106, 109, 117, 122, 208, 213, 221
新規経口抗凝固薬（NOAC）　161, 235, 241, 244, 248
　──人工弁　252
　──脳出血　250
腎機能障害/腎不全　16, 53, 65, 71, 95, 188, 200, 215, 219, 224, 230, 242
　──貧血　202
心機能低下　46, 57, 67, 71, 75, 110, 147, 170, 180, 195
心筋梗塞　46, 127, 158, 204
　──右室　58, 95
　──急性　26, 28, 30, 34, 95, 180
　──心室頻拍　178
　──陳旧性　42, 180
心筋症
　──アルコール性　49
　──拡張型　194
　──肥大型　58, 104, 106, 196

　──不整脈原性右室　110, 195
神経調節性失神　130
人工弁　114, 117, 122, 247
　──新規経口抗凝固薬（NOAC）　252
心室期外収縮　110, 135, 175, 179, 180, 182
心室細動　96, 135, 136, 150, 178, 182, 186, 194
心室頻拍　55, 96, 110, 112, 135, 136, 174, 188, 194
　──偽性　152, 158
　──心筋梗塞後　178
　──多形性　182, 184, 186
　──ベラパミル感受性　175, 176
心室不整脈　75, 88, 98, 110, 112, 180, 187
心収縮力　72, 74, 188
心臓カテーテル検査　9, 59, 109, 123
心臓再同期療法　102, 141
心タンポナーデ　58, 68, 171, 221
腎動脈狭窄症　199, 200
心嚢液貯留　68, 221
心肺運動負荷試験　22, 46
心拍数　1, 72, 74, 80
深部静脈血栓症　210, 212, 252
心不全　19, 57, 158, 203, 210, 227, 229, 240
　──HFpEF　58, 60, 93
　──HFrEF　60
　──アミオダロンとICD　96
　──右　44
　──うっ血性　16, 76, 180, 204, 231
　──急性　44, 64, 66, 71, 73, 78, 94, 231
　──呼吸管理　78
　──収縮不全　60, 73, 76
　──心拍数　80
　──β遮断薬　82, 84
　──慢性　44, 47, 64, 70, 79, 86
　──薬剤　70
心房細動　4, 76, 80, 120, 132, 150, 191, 210, 240, 242, 245, 246, 158, 160
　──カテーテルアブレーション　170, 172
　──高血圧　206

――発作性（PAF）　162, 164
心房性ナトリウム利尿ペプチド
　（ANP）　162
心房粗動　154, 159, 170
　――カテーテルアブレーション
　　156
心房中隔欠損症　118
心房頻拍　146, 154

睡眠時無呼吸　62, 79, 198
スタチン（HMG-CoA還元酵素阻害
　薬）　35, 45, 219
　――副作用　224
ステロイド　115
ステント　36, 38
ステント血栓症　28
ストレス　31, 108, 130
スピロノラクトン　70, 92

静水圧　16, 18
生体吸収性スキャフォールド（BRS）
　39
セロトニン5-HT2受容体拮抗薬
　219, 237
前負荷　9, 42, 65, 71, 79, 94, 101

造影剤腎症　215
僧帽弁逆流症　4
僧帽弁狭窄症　4, 8
僧帽弁形成術　120
僧帽弁収縮期前方運動（SAM）　105
僧帽弁閉鎖不全症　8, 120
束枝ブロック
　――二束　141, 142
　――三束　141, 142
ソタロール　189

た
耐糖能　47, 49, 50, 205, 229
大動脈解離　125, 210, 220
大動脈内バルーンパンピング（IABP）
　98
大動脈二尖弁　124
大動脈弁狭窄症　104, 122, 124
大動脈弁閉鎖不全症　8, 123, 124, 220
大動脈瘤　125, 210, 220

ダウンストリーム治療　88
多形性心室頻拍　182, 184, 186
たこつぼ心筋症　108
ダビガトラン　161, 248, 252
ダルテパリン　233
蛋白尿　231

チクロピジン　28, 39, 44, 236
治療抵抗性高血圧　93, 198
陳旧性心筋梗塞　42, 180

低アルドステロン症　135
低アルブミン血症　16, 231
低カリウム血症　134, 182, 205, 229
低血圧　45, 69, 74, 95, 98, 130, 158,
　209, 220
低酸素血症　78, 126
低心拍出量症候群　99, 101
低蛋白血症　17, 18
低ナトリウム血症　65, 229, 231
低分子ヘパリン　233
低マグネシウム血症　182, 229
Xa因子　232, 248, 251
Xa阻害薬　209
電解質異常　126, 136, 182, 184
電気的除細動　157, 158, 162

糖原病　4, 104
洞徐脈　126
糖尿病　41, 50, 53, 62, 158, 197, 200,
　204, 206, 216, 219, 240, 243
洞不全症候群　183, 191
洞房ブロック　126
動脈硬化　24, 35, 50, 62, 214
ドキサゾシン　204
突然死　27, 35, 88, 96, 110, 184, 195
ドパミン　72, 74
ドブタミン　65, 72, 74
トランドラプリル　89
トルバプタン　228, 230
トロンビン　232, 235, 248, 251
トロンボキサンA2　28

な
ナトリウム利尿ペプチド　94, 162

ニコランジル　43, 45
二次性高血圧　199
二相性陽圧換気（bilevel PAP）　78
ニフェカラント　189
ニフェジピン　199

ネフローゼ　16, 18, 227

脳血管障害（脳梗塞，脳出血）　48, 130, 164, 166, 172, 197, 207, 218, 240, 242, 246, 249, 250
脳性ナトリウム利尿ペプチド（BNP）　108, 162, 208
ノルアドレナリン　74

は
肺うっ血　59
肺高血圧　10, 12, 44, 120
肺静脈隔離術　170
肺水腫　66
肺塞栓症　208, 210, 212, 252
肺動脈圧　10, 12
肺動脈楔入圧（PCWP）　8, 10
白衣高血圧　198
バソプレシン　230

ビソプロロール　44, 76, 84, 86, 88
肥大型心筋症　58, 104, 106, 194
ピモベンダン　76, 85
ピルジカイニド　147, 159, 161
貧血　202

不安定狭心症　26
不安定プラーク　24, 26
フォンダパリヌクス　209
負荷試験　22
　──運動　22, 151
　──心肺運動　22, 46
　──薬物　23, 151, 185
副伝導路　144, 146, 150, 152, 189
浮腫　16, 18, 58
不整脈　126〜195
不整脈原性右室心筋症　110, 195
プラスグレル　28, 237
フレカイニド　147, 159, 180
プロスタグランジン　28, 238

プロスタグランジン誘導体　237
フロセミド　92, 226, 228
プロパフェノン　161
プロプラノロール　160

閉塞性動脈硬化症　216, 218, 237
ペースメーカー　139, 141, 164, 190, 192
β遮断薬　32, 44, 199
　──虚血性心疾患　32, 44
　──心不全　70, 76, 82, 84, 86, 88
　──不整脈　127, 146, 159, 160, 168, 195
壁運動異常　105, 108, 110, 112, 208
ヘパリン　101, 171, 209, 232
ヘパリン起因性血小板減少症（HIT）　233, 234
ベプリジル　189
ベラパミル　145, 146, 160, 189
ベラパミル感受性心室頻拍　175, 176
房室回帰性頻拍（AVRT）　144, 146
房室結節リエントリー性頻拍（AVNRT）　144, 146
　──カテーテルアブレーション　148
房室ブロック　112, 135, 138, 142, 149, 183, 191
補充調律　126, 139
発作性上室頻拍（PSVT）　146
発作性心房細動（PAF）　162
　──抗凝固薬　164
ホルター心電図　132

ま
末梢血管抵抗　47, 73, 123, 230
末梢動脈疾患　204, 210, 217, 219
慢性腎臓病（CKD）　200, 242
慢性心不全　44, 47, 64, 70, 79, 86

水利尿薬　227, 231
ミネラルコルチコイド　90
ミネラルコルチコイド受容体拮抗薬　71, 90, 92
脈波　14, 63

メタボリックシンドローム　53, 62, 90, 197
メトプロロール　44, 76, 82, 88

や
薬剤溶出性ステント（DES）　37, 39, 40
薬剤溶出性バルーン（DEB）　37
薬物負荷試験　23, 151, 185

陽性変時作用　72
陽性変力作用　72

ら
ラミプリル　89
ランジオロール　161

リアノジン受容体　54, 56
リエントリー　128, 144, 146, 148, 152, 154, 176, 178, 188
リシノプリル　204
リズムコントロール　97, 157, 161, 164, 166, 168
利尿薬　19, 67, 199
　——カリウム保持性　135
　——サイアザイド系　204, 228
　——水　227, 231
　——ループ　226
リバーロキサバン　161, 248
リモデリング（remodeling）　25, 47, 62, 95, 206
硫酸マグネシウム　183

ループ利尿薬　226

冷凍アブレーション　170
レートコントロール　76, 80, 97, 156, 158, 160, 164, 166, 168, 189
レセルピン　92
レニン-アンジオテンシン系抑制薬　43, 44, 88, 135, 199　→ ACE 阻害薬, ARB も参照
レニン阻害薬　45

労作性狭心症　26, 30
ロサルタン　89

わ
ワルファリン　167, 209, 235, 241, 244, 246, 248, 250, 252

エクスプレス循環器病ファイル
──一歩先が見える診療のヒント──　　　定価：本体 4,500 円＋税

2015 年 11 月 25 日発行　第 1 版第 1 刷Ⓒ

編　者　村　川　裕　二

発行者　株式会社 メディカル・サイエンス・インターナショナル
　　　　代表取締役　若　松　　博
　　　　東京都文京区本郷 1-28-36
　　　　郵便番号 113-0033　電話（03）5804-6050

印刷：アイワード／表紙装丁：トライアンス

ISBN 978-4-89592-835-9　C3047

本書の複製権・翻訳権・上映権・譲渡権・公衆送信権（送信可能化権を含む）は，㈱メディカル・サイエンス・インターナショナルが保有します。
本書を無断で複製する行為（複写，スキャン，デジタルデータ化など）は，「私的使用のための複製」など著作権法上の限られた例外を除き禁じられています．大学，病院，診療所，企業などにおいて，業務上使用する目的（診療，研究活動を含む）で上記の行為を行うことは，その使用範囲が内部的であっても，私的使用には該当せず，違法です．また私的使用に該当する場合であっても，代行業者等の第三者に依頼して上記の行為を行うことは違法となります．

〈㈳出版者著作権管理機構　委託出版物〉
本書の無断複写は著作権法上での例外を除き禁じられています．
複写される場合は，そのつど事前に，㈳出版者著作権管理機構（電話 03-3513-6969，FAX 03-3513-6979，info@jcopy.or.jp）の許諾を得てください．